Marina Kerkhoff
Jona van Weteren
Michael Schyler

Perte du désir
Manuel sur les dysfonctionnements sexuels en théorie et en pratique

Marina Kerkhoff
Jona van Weteren
Michael Schyler
Perte du désir
Manuel sur les dysfonctionnements sexuels en théorie et en pratique

ISBN : 978-3-69035-677-0

Numéro de commande : 2017.1
Également en eBook
(978-3-69035-686-2)

Conception de la couverture : Kerstin Laube
Production : Johanna Kerschensteiner

Bremen University Press, 2025.
Fahrenheitstr. 11
28359 Bremen
bup@bremenuniversitypress.com
www.bremenuniversitypress.com

L'utilisation du manuscrit, en tout ou en partie, sans l'accord écrit préalable de la maison d'édition est interdite.

Ce livre a été imprimé sur du papier écologique issu de forêts gérées durablement, afin de préserver les ressources et de minimiser l'impact sur l'environnement. En utilisant des matériaux recyclés et du papier certifié FSC, nous contribuons à la protection des forêts et à la réduction de l'empreinte écologique.

Marina Kerkhoff
Jona van Weteren
Michael Schyler

Perte du désir
Manuel sur les dysfonctionnements sexuels en théorie et en pratique

Aperçu

1. INTRODUCTION — 15

2. LES BASES DE LA SEXUALITÉ HUMAINE — 20

3. CLASSIFICATION DES DYSFONCTIONNEMENTS SEXUELS — 31

4. ÉTIOLOGIE ET CAUSES DES DYSFONCTIONNEMENTS SEXUELS — 45

5. DIAGNOSTIC DES DYSFONCTIONNEMENTS SEXUELS — 73

6. EFFETS DES DYSFONCTIONNEMENTS SEXUELS — 83

7. MÉTHODES CLASSIQUES DE TRAITEMENT DES DYSFONCTIONNEMENTS SEXUELS — 94

8. NOUVEAUX DÉVELOPPEMENTS DANS LE TRAITEMENT DES DYSFONCTIONNEMENTS SEXUELS — 113

9. APPROCHES THÉRAPEUTIQUES PERSONNALISÉES ET PERSPECTIVES D'AVENIR DES DYSFONCTIONNEMENTS SEXUELS — 142

10. PRÉVENTION DES DYSFONCTIONNEMENTS SEXUELS — 152

11. DYSFONCTIONNEMENTS SEXUELS DANS DES SITUATIONS PARTICULIÈRES — 163

12. COOPÉRATION INTERDISCIPLINAIRE DANS LE TRAITEMENT DES DYSFONCTIONNEMENTS SEXUELS — 173

13.	DIMENSIONS SOCIALES ET CULTURELLES DES DYSFONCTIONNEMENTS SEXUELS	183
14.	ASPECTS JURIDIQUES ET QUESTIONS ÉTHIQUES DANS LE CONTEXTE DES DYSFONCTIONNEMENTS SEXUELS	192
15.	PERSPECTIVES - LA SEXUALITÉ DANS UNE SOCIÉTÉ EN MUTATION	201

REMARQUE FINALE 210

Table des matières

1.	**INTRODUCTION**	**15**
1.1	Délimitation et définition des dysfonctionnements sexuels	15
1.2	Évolution historique de la compréhension des troubles sexuels	16
1.3	Importance et pertinence pour la médecine, la psychologie et la société	17
1.4	Épidémiologie et prévalence dans différents groupes de population	18
1.5	Objectifs et structure du livre	19
2.	**LES BASES DE LA SEXUALITÉ HUMAINE**	**20**
2.1	Bases biologiques et physiologiques de la fonction sexuelle	20
2.2	Développement psychosexuel et comportement sexuel	22
2.3	Influence des hormones, des neurotransmetteurs et de la génétique	23
2.4	Facteurs d'influence culturels, sociaux et religieux	25
2.5	La sexualité au cours de la vie : enfance, adolescence, âge adulte, vieillesse	27
2.6	Bibliographie Chapitre 2	28
3.	**CLASSIFICATION DES DYSFONCTIONNEMENTS SEXUELS**	**31**
3.1	Classification selon la CIM-10 et le DSM-5	31
3.2	Différences entre les troubles organiques et psychogènes	33
3.3	Troubles du désir sexuel	34
3.4	Troubles de l'excitation	35

3.5	Troubles de l'orgasme	36
3.6	Douleurs lors des rapports sexuels	37
3.7	Troubles paraphiliques (délimitation et recoupements)	38
3.8	Dysphorie de genre et ses conséquences sur le vécu sexuel	39
3.9	Bibliographie Chapitre 3	43

4. ÉTIOLOGIE ET CAUSES DES DYSFONCTIONNEMENTS SEXUELS — 45

4.1	Causes organiques : facteurs cardiovasculaires, endocriniens et neurologiques	45
4.2	Causes urogénitales des dysfonctionnements sexuels	47
	Chez les femmes	48
	Chez les hommes	50
	Après une intervention chirurgicale	51
4.3	Les maladies psychiques comme cause de dysfonctionnement sexuel	52
	Troubles dépressifs et anhédonie sexuelle	53
	Troubles anxieux et inhibition sexuelle	55
	Trouble de stress post-traumatique et fragmentation sexuelle	56
4.4	Conflits de couple et de relation	57
4.5	Influences socioculturelles et éducatives	58
4.6	Causes médicamenteuses et induites par des substances	59
4.7	Influences iatrogènes et effets secondaires des traitements médicaux	60
4.8	Le modèle biopsychosocial en médecine sexuelle	64

Niveau biologique		65
Niveau psychologique		66
Niveau social		67
Pertinence pratique du modèle biopsychosocial		68
4.9	Bibliographie Chapitre 4	69

5.	**DIAGNOSTIC DES DYSFONCTIONNEMENTS SEXUELS**	**73**
5.1	Anamnèse : sexologique, psychologique, de partenariat	73
5.2	Examen physique et diagnostic de laboratoire	75
5.3	Questionnaires, échelles et méthodes psychométriques	77
5.4	Imagerie et diagnostic fonctionnel	78
5.5	Diagnostic interdisciplinaire et approche multidimensionnelle	80
5.6	Bibliographie Chapitre 5	80

6.	**EFFETS DES DYSFONCTIONNEMENTS SEXUELS**	**83**
6.1	Impact sur la qualité de vie	83
6.2	Conséquences psychologiques : Honte, culpabilité, dépression, anxiété	85
6.3	Effets sur le partenariat et les relations sociales	87
6.4	Stigmatisation socioculturelle et isolement	88
6.5	Conséquences secondaires sur la santé	89
6.6	Bibliographie Chapitre 6	90

7.	**MÉTHODES CLASSIQUES DE TRAITEMENT DES DYSFONCTIONNEMENTS SEXUELS**	**94**

7.1	Traitement médical : pharmacothérapie et hormonothérapie	94
	Traitement pharmacologique chez les hommes	95
	Thérapies hormonales chez les hommes	97
	Thérapie pharmacologique et hormonale chez les femmes	98
	Approches pharmacologiques spécifiques	99
	Psychotropes et sexualité	100
7.2	Techniques de thérapie comportementale	101
	Programme Sensate-Focus selon Masters et Johnson	102
	Technique "Stop-Start" en cas d'éjaculation précoce	103
	Désensibilisation systématique en cas d'anxiété sexuelle	104
	Restructuration cognitive	105
	Implication du partenaire	106
7.3	Thérapie de couple et entretiens sexothérapeutiques	107
7.4	Education, éducation sexuelle et conseil	109
7.5	Indication et limites des méthodes classiques	110
7.6	Bibliographie Chapitre 7	111
8.	**NOUVEAUX DÉVELOPPEMENTS DANS LE TRAITEMENT DES DYSFONCTIONNEMENTS SEXUELS**	**113**
8.1	Concepts sexothérapeutiques intégratifs	113
	Exemple d'utilisation : manque de désir chez une femme en milieu de vie 117	
	Se concentrer sur le développement plutôt que sur la réparation	118

8.2	Les innovations technologiques : Télémédecine, apps, réalité virtuelle	119
8.3	Approche neuroscientifique et pharmacothérapie du futur	123
8.4	Méthodes orientées vers le corps et basées sur la pleine conscience	128
8.5	Approches socioculturelles : Diversité, queerness et déconstruction	132
8.6	Bibliographie Chapitre 8	136
9.	**APPROCHES THÉRAPEUTIQUES PERSONNALISÉES ET PERSPECTIVES D'AVENIR DES DYSFONCTIONNEMENTS SEXUELS**	**142**
9.1	Individualisation génétique, hormonale et neurobiologique	142
9.2	Différenciation psychodynamique et histoire de vie	144
9.3	Sensibilité culturelle et personnalisation intersectionnelle	145
9.4	Systèmes prédictifs, intelligence artificielle et assistance numérique	146
9.5	Visions d'une prise en charge viable et respectueuse de la sexualité	148
9.6	Bibliographie Chapitre 9	149
10.	**PRÉVENTION DES DYSFONCTIONNEMENTS SEXUELS**	**152**
10.1	Prévention médicale primaire : promotion de la santé et intégrité physique	153
10.2	Prévention psychique et psychosomatique : stress, affects, image corporelle	154
10.3	Prévention en partenariat : communication, intimité et culture sexuelle	155
10.4	Prévention en matière d'éducation sexuelle : formation, langage, autodétermination	156

10.5	Prévention sociale : justice, participation et droits sexuels	158
10.6	Prévention tout au long de la vie : continuité et évolution	159
10.7	Bibliographie Chapitre 10	160

11.	**DYSFONCTIONNEMENTS SEXUELS DANS DES SITUATIONS PARTICULIÈRES**	**163**
11.1	La sexualité des personnes âgées	164
11.2	Sexualité en cas de maladie chronique et de handicap physique	165
11.3	Sexualité après un traumatisme, un abus ou une violence	166
11.4	La sexualité dans les transitions reproductives	168
11.5	La sexualité dans les conditions de l'exclusion sociale	169
10.6	Bibliographie Chapitre 11	170

12.	**COOPÉRATION INTERDISCIPLINAIRE DANS LE TRAITEMENT DES DYSFONCTIONNEMENTS SEXUELS**	**173**
12.1	Les bases d'une prise en charge intégrée de la sexualité	174
12.2	Rôles médicaux, psychologiques et de thérapie corporelle dans l'équipe de traitement	175
12.3	Education sexuelle, soins et accompagnement psychosocial	177
12.4	Communication, coordination des cas et structure institutionnelle	178
12.5	Attitudes éthiques fondamentales et principe de responsabilité partagée	179
12.6	Bibliographie Chapitre 12	180

13.	**DIMENSIONS SOCIALES ET CULTURELLES DES DYSFONCTIONNEMENTS SEXUELS**	**183**
13.1	Scripts culturels et normes sexuelles	184

13.2	Images médiatiques, pornographie et sexualité numérique	185
13.3	Religion, morale et culpabilité sexuelle	186
13.4	Inégalité sociale et barrières structurelles	187
13.5	Diversité culturelle dans la thérapie et la recherche	188
13.6	Bibliographie Chapitre 13	189

14.	**ASPECTS JURIDIQUES ET QUESTIONS ÉTHIQUES DANS LE CONTEXTE DES DYSFONCTIONNEMENTS SEXUELS**	**192**
14.1	Consentement éclairé	193
14.2	Secret professionnel, protection des données et de l'intimité	194
14.3	Sexualité et droit pénal	195
14.4	Éthique professionnelle et limites professionnelles	195
14.5	Sensibilité culturelle et non-discrimination	196
14.6	Recherche en médecine sexuelle et éthique	197
14.7	Bibliographie Chapitre 14	198

15.	**PERSPECTIVES - LA SEXUALITÉ DANS UNE SOCIÉTÉ EN MUTATION**	**201**
15.1	Décloisonnement et fragmentation de l'identité sexuelle	202
15.2	Numérisation, technicisation et nouveaux rapports corporels	203
15.3	Influences mondiales et pluralité culturelle	204
15.4	Prévention, éducation et responsabilité politique	205
15.5	Perspectives d'avenir : Une médecine sexuelle pluraliste et réflexive	206
15.6	Bibliographie Chapitre 15	207

REMARQUE FINALE **210**

13

Indications

- Ce livre est conçu de manière modulaire, de sorte que chaque chapitre peut également être lu de manière autonome, sans devoir recourir à d'autres.
- Pour une meilleure lisibilité, les listes de références bibliographiques utilisées et complémentaires sont annexées aux chapitres correspondants.
- Date de traitement : mars 2025

Marina Kerkhoff :	Chapitres 2-4
Jona van Weteren :	chapitres 5-10, 13
Michael Schyler :	chapitres 11, 12, 14, 15
tous	Chapitre 1, Remarques finales

La maison d'édition

1. Introduction

1.1 Délimitation et définition des dysfonctionnements sexuels

Les troubles de la fonction sexuelle englobent un large éventail de déficiences qui affectent la capacité d'entreprendre, de maintenir ou d'accomplir des activités sexuelles. Ces troubles peuvent avoir des causes physiologiques ou psychologiques et surviennent indépendamment du sexe biologique ou social et de l'âge. Dans la littérature médicale et psychologique, le terme de dysfonctionnement sexuel est souvent utilisé comme synonyme d'expressions telles que dysfonctionnement sexuel ou trouble sexuel. Cependant, une différenciation conceptuelle est importante dans la mesure où tout trouble de la fonction sexuelle ne possède pas automatiquement une dimension pathologique. Au contraire, des facteurs subjectifs tels que l'ampleur de la souffrance individuelle, la dynamique du couple ainsi que le contexte culturel jouent un rôle déterminant dans le fait de savoir si une atteinte sexuelle est vécue comme nécessitant un traitement. Les systèmes de classification internationaux, en particulier la Classification internationale des maladies (CIM) ainsi que le Manuel diagnostique et statistique des troubles mentaux (DSM), proposent des critères différenciés pour délimiter les variantes de la norme en matière de sexualité par rapport aux troubles cliniquement pertinents.

1.2 Evolution historique de la compréhension des troubles sexuels

L'approche des troubles sexuels est étroitement liée, dans son évolution, aux conceptions morales de la société, aux enseignements religieux et au développement historique de la médecine. Dans l'Antiquité, les troubles sexuels avaient souvent une connotation spirituelle ou morale. Au Moyen-Âge et au début des temps modernes, les idées de péché et de fornication influencées par la religion dominaient, la sexualité en dehors de la procréation étant souvent considérée comme moralement condamnable. Ce n'est qu'avec l'émergence de la psychologie médicale au 19e siècle - influencée de manière décisive par des pionniers comme Sigmund Freud, Richard von Krafft-Ebing ou Havelock Ellis - qu'une réflexion scientifique sur la sexualité humaine a commencé. Ces premiers modèles sexologiques ont posé les bases d'une perspective pathopsychologique qui ne considérait plus les troubles sexuels en premier lieu comme des fautes morales, mais comme l'expression de conflits intrapsychiques. Au cours du 20e et au début du 21e siècle, une approche biopsychosociale s'est progressivement établie, prenant en compte les facteurs d'influence organiques, psychiques et sociaux de manière intégrée. Parallèlement, une compréhension croissante de l'importance de la santé sexuelle en tant que composante de la qualité de vie générale et de l'identité individuelle s'est développée.

1.3 Importance et pertinence pour la médecine, la psychologie et la société

Loin d'être des phénomènes rares, les dysfonctionnements sexuels touchent une part importante de la population adulte. Pourtant, ils ne sont souvent pas traités, car les personnes concernées ne demandent pas d'aide par honte, par manque d'assurance ou par manque d'information. Pour la médecine, le diagnostic et le traitement adéquats des troubles sexuels représentent un défi interdisciplinaire, car ils nécessitent des compétences aussi bien urologiques, gynécologiques, endocrinologiques que psychothérapeutiques. En psychologie, l'étude des troubles sexuels est étroitement liée aux questions d'identité, d'estime de soi et de capacité relationnelle. Pour la société, le tabou qui entoure les problèmes sexuels ne limite pas seulement les possibilités d'épanouissement individuel, mais constitue également une barrière à la prévention, à l'éducation et aux mesures de promotion de la santé. Une approche globale du sujet, basée sur la connaissance et l'ouverture, est donc essentielle pour renforcer la santé psychosociale des individus et des couples et, à long terme, pour avoir un impact sur la politique de santé.

1.4 Épidémiologie et prévalence dans différents groupes de population

Différentes études menées dans différents pays montrent que les dysfonctionnements sexuels sont très répandus. Chez les femmes, les troubles du désir sexuel, le manque de lubrification et les douleurs lors des rapports sexuels sont particulièrement fréquents. Les hommes sont davantage concernés par les troubles de l'érection, l'éjaculation précoce ou la baisse du désir sexuel. La prévalence des troubles sexuels augmente avec l'âge, mais ne se limite pas aux personnes âgées. Les maladies chroniques, le stress psychologique, les conflits entre partenaires ainsi que les facteurs sociaux et culturels influencent de manière significative l'apparition et l'évolution des troubles. L'accès aux soins de santé, l'existence d'offres de médecine sexuelle ainsi que l'ouverture de la société au thème de la sexualité jouent également un rôle décisif dans le dépistage et le traitement des troubles correspondants. Des études sur la santé sexuelle en Allemagne et dans d'autres pays industrialisés occidentaux indiquent qu'entre 30 et 50 % de la population pourrait être touchée par une forme de dysfonctionnement sexuel au cours de sa vie. Le nombre de cas non recensés est probablement encore plus élevé.

1.5 Objectifs et structure du livre

L'objectif de ce livre est de fournir une compréhension complète des dysfonctionnements sexuels, à la fois scientifiquement fondée et pratique. Il s'agit de poser les bases théoriques et d'offrir un aperçu systématique des méthodes de diagnostic et des possibilités thérapeutiques. Une attention particulière est accordée à la différenciation entre les différents types de troubles, à leurs causes sous-jacentes ainsi qu'aux multiples répercussions sur le bien-être individuel et l'organisation des relations interpersonnelles. L'ouvrage s'adresse aussi bien aux professionnels de la médecine et de la thérapie qu'aux profanes intéressés et aux personnes concernées qui souhaitent s'informer de manière approfondie sur cette thématique. La structure de l'ouvrage suit une approche interdisciplinaire et globale. Après la présentation des concepts fondamentaux de la médecine et de la psychologie sexuelles, l'ouvrage propose une description différenciée des troubles, des approches diagnostiques et des stratégies de traitement. D'autres chapitres sont consacrés aux défis de groupes de population particuliers, à l'intégration des thèmes sexuels dans la société ainsi qu'à un regard orienté vers l'avenir sur les nouveaux développements dans la recherche, la thérapie et la prévention.

2. Les bases de la sexualité humaine

2.1 Bases biologiques et physiologiques de la fonction sexuelle

La fonction sexuelle humaine est le résultat d'une interaction hautement complexe entre des processus biologiques, hormonaux, neuronaux et vasculaires. Ces processus font partie intégrante de la biologie de la reproduction humaine, mais ont en même temps une fonction significative en termes de lien interpersonnel, de proximité émotionnelle et de plaisir individuel. La réponse sexuelle est structurée en plusieurs phases qui, selon le modèle classique de Masters et Johnson, peuvent être divisées en excitation, plateau, orgasme et phase de régression. Plus tard, cette classification a été étendue par Helen Kaplan à la phase du désir sexuel, considérée comme la composante initiale de motivation de la sexualité.

Au niveau biologique, de nombreux systèmes d'organes sont impliqués dans l'exécution des fonctions sexuelles. Le système nerveux central joue un rôle clé dans le contrôle de l'excitation en traitant les stimuli visuels, tactiles, sonores ou mentaux et en les traduisant en une réponse neurophysiologique. L'activation de zones cérébrales spécifiques, notamment dans le système limbique, l'amygdale et l'hypothalamus, déclenche une cascade de réactions végétatives et hormonales. Le rôle de la moelle épinière est essentiel pour les voies réflexes impliquées dans la réponse génitale. L'érection chez l'homme et la vasocongestion au niveau des organes génitaux féminins sont dues à la relaxation des muscles lisses associée à une augmentation de l'apport sanguin via les artères. Cette irrigation sanguine entraîne une augmentation du volume des corps caverneux, respectivement du clitoris et des lèvres, ainsi qu'une lubrification accrue du vagin.

Le système nerveux végétatif contrôle ces processus de manière finement coordonnée. Alors que le parasympathique favorise en priorité l'excitation, le sympathique joue un rôle déterminant dans l'émission et l'éjaculation chez l'homme ainsi que dans la contraction des muscles du plancher pelvien lors de l'orgasme féminin. Des troubles dans l'un de ces systèmes - dus par exemple au diabète sucré, à des processus artériosclérotiques, à des lésions de la moelle épinière ou à des maladies neurodégénératives - peuvent entraîner des restrictions importantes de la fonction sexuelle. Les médicaments, notamment les antihypertenseurs, les antidépresseurs et les préparations hormonales, peuvent également interférer avec les processus physiologiques sexuels et provoquer des troubles correspondants.

2.2 Développement psychosexuel et comportement sexuel

La sexualité de l'être humain n'est pas uniquement déterminée par son équipement biologique, mais se développe tout au long de la vie dans une interaction complexe entre l'expérience individuelle, l'élaboration psychique et l'interaction sociale. Dès leur plus jeune âge, les enfants font l'expérience du contact, de la proximité et de l'expérience physique, qui déterminent les attitudes et les comportements sexuels ultérieurs. La petite enfance se caractérise notamment par une exploration de son propre corps, une expérience différenciée du plaisir et du déplaisir ainsi que par la perception des différences sexuelles. Cette phase constitue la base du développement de l'identité sexuelle, qui se stabilise par la suite.

Pendant la puberté, l'expérience sexuelle change radicalement. Les changements hormonaux entraînent une augmentation de l'intérêt sexuel, associée à une tension intérieure souvent intense entre la curiosité, la honte et la pression de l'adaptation sociale. C'est au cours de cette phase sensible que se forment d'importantes attitudes de base vis-à-vis de la sexualité. En font partie les représentations sur la corporalité, le choix du partenaire, les rôles sexuels ainsi que les attentes en matière d'intimité et de relation. La confrontation avec sa propre orientation sexuelle, l'expérience des premiers contacts sexuels et la réaction de l'environnement social à ces expériences laissent souvent des traces profondes dans la structure psychique d'une personne.

A l'âge adulte, la sexualité se concrétise généralement dans le cadre de relations de couple. Elle n'est pas seulement un moyen de procréation, mais surtout l'expression de la proximité, de la confiance, du désir et de l'attachement émotionnel. Le comportement sexuel est largement influencé par la qualité de la communication, l'image corporelle, la perception de soi, les expériences relationnelles antérieures ainsi que la capacité à percevoir et à communiquer ses propres besoins. Des troubles du développement psychosexuel - dus par exemple à des agressions, à des tabous, à un manque d'information ou à des dysfonctionnements familiaux - peuvent entraîner des difficultés considérables dans l'épanouissement sexuel à un stade ultérieur de la vie.

2.3 Influence des hormones, des neurotransmetteurs et de la génétique

Les hormones sont des messagers chimiques qui atteignent leurs organes cibles via la circulation sanguine et y déclenchent des effets spécifiques. Les hormones sexuelles, en particulier, jouent un rôle central dans le contrôle de la fonction sexuelle. La testostérone est produite à des niveaux différents chez les hommes et les femmes. Elle n'influence pas seulement la libido, mais aussi la réactivité sexuelle, l'humeur et la croissance musculaire. Une carence en testostérone - qu'elle soit liée à l'âge, à une maladie des testicules ou de l'hypophyse ou qu'elle résulte d'une influence médicamenteuse - peut entraîner une baisse du désir sexuel, des troubles de l'érection et une perte de vitalité générale.

Chez les femmes, outre les œstrogènes, les androgènes jouent également un rôle décisif dans la motivation sexuelle. Une baisse de la production d'œstrogènes pendant la ménopause entraîne souvent une sécheresse vaginale, une diminution de la lubrification, une perte de tension dans la région du plancher pelvien et une sensibilité accrue à la douleur pendant les rapports sexuels. En outre, de nombreux neurotransmetteurs sont impliqués dans la gestion de l'excitation sexuelle et de l'orgasme. La dopamine est associée au plaisir, à la motivation et à ce que l'on appelle le "vouloir" de l'activité sexuelle. La sérotonine, en revanche, a un effet modérateur sur la réaction sexuelle et peut - notamment en cas d'augmentation médicamenteuse dans le cadre d'un traitement antidépresseur - entraver la capacité à atteindre l'orgasme. La noradrénaline, les endorphines et l'ocytocine influencent également le comportement sexuel de manière complexe, par exemple en renforçant l'attachement émotionnel ou en réduisant l'anxiété.

Les influences génétiques concernent en particulier les variantes polymorphes des gènes codant pour les récepteurs, les transporteurs ou les enzymes de ces neurotransmetteurs. Des études indiquent que certaines constellations génétiques peuvent être associées à une augmentation ou une diminution de l'activité sexuelle, de l'ouverture sexuelle ou de la fréquence des orgasmes. Le rôle des mécanismes épigénétiques - c'est-à-dire des changements environnementaux dans l'expression des gènes - prend de plus en plus d'importance dans la recherche sur la sexualité et pourrait expliquer pourquoi des expériences telles que les traumatismes ou les troubles de l'attachement influencent la sexualité à long terme.

2.4 Facteurs d'influence culturels, sociaux et religieux

La signification et l'organisation de la sexualité sont soumises à d'énormes changements culturels. Ce qui, dans une société, est considéré comme normal ou déviant, sain ou pathologique, autorisé ou interdit, est profondément ancré dans les systèmes de valeurs collectifs. Dans les cultures patriarcales, la sexualité féminine est souvent contrôlée, taboue ou jugée moralement, tandis que la sexualité masculine apparaît plutôt comme expansive et légitimée. Les systèmes religieux ont établi au fil des siècles des normes strictes en matière de comportement sexuel, qui peuvent se manifester par des commandements moraux, des codes vestimentaires, le rejet de certaines pratiques sexuelles ou l'obligation de se marier.

Ces surformations culturelles agissent jusque dans le monde intérieur de l'individu et marquent durablement la socialisation sexuelle. Il n'est pas rare que les personnes qui ont grandi dans un environnement répressif développent des sentiments de culpabilité, des peurs ou des ambivalences en rapport avec leur sexualité. La représentation de la sexualité dans les médias de masse, les films et la publicité influence également l'image corporelle, les attentes et l'estime de soi. La consommation de pornographie peut être à la fois une source d'inspiration et une source de représentations irréalistes et, en cas d'utilisation excessive, elle est associée à des effets négatifs sur la sexualité du couple.

Parallèlement, la pluralisation croissante des modes de vie et la libéralisation des normes sexuelles créent de nouveaux espaces pour l'identité, la diversité et l'autonomie sexuelles. L'homosexualité, la bisexualité, la transidentité et les modes de vie non-binaires sont de plus en plus reconnus dans de nombreuses sociétés, mais continuent à être confrontés à la discrimination et à la stigmatisation. Le contexte social reste donc un facteur déterminant dans l'expérience de la sexualité, dans l'apparition de dysfonctionnements sexuels et dans la volonté de recourir à une aide thérapeutique.

2.5 La sexualité au cours de la vie : enfance, adolescence, âge adulte, vieillesse

La sexualité n'est pas statique, mais constitue un élément dynamique du développement de la personnalité. Pendant l'enfance, elle est placée sous le signe de la découverte et de la perception sensorielle. A l'adolescence, elle est marquée par la maturation physique et l'instabilité émotionnelle. A l'âge adulte, elle s'inscrit de plus en plus dans le contexte des relations de couple et devient partie intégrante de l'identité personnelle. Avec l'âge, la sexualité change à nouveau : elle devient plus lente, plus silencieuse, mais souvent aussi plus intime et plus importante sur le plan émotionnel. Alors que dans les jeunes années, l'accent est souvent mis sur la performance, l'aventure et la conquête, avec l'âge, des aspects tels que l'intimité, le contact et la résonance émotionnelle deviennent plus importants.

Malgré les changements physiques - tels que la baisse de la lubrification, la diminution de la capacité d'érection, les maladies liées à l'âge ou les modifications hormonales - le besoin d'intimité, d'érotisme et d'épanouissement sexuel persiste chez de nombreuses personnes âgées. Le mépris, voire le tabou, qui entoure la sexualité des personnes âgées est l'expression d'une discrimination sociale liée à l'âge. Il est donc d'autant plus important d'aborder les personnes âgées dans un contexte médical et thérapeutique avec ouverture, respect et expertise. La sexualité peut être apprise et développée tout au long de la vie - elle s'adapte aux conditions changeantes, mais reste un élément significatif de la qualité de vie individuelle et de la santé psychosociale.

2.6 Bibliographie Chapitre 2

Basson, R. (2000). La réponse sexuelle féminine : un modèle différent. *Journal of Sex & Marital Therapy, 26*(1), 51-65. https://doi.org/10.1080/009262300278641

Bancroft, J. (2009). *La sexualité humaine et ses problèmes* (3e éd.). Edinburgh : Churchill Livingstone.

Baumeister, R. F., & Vohs, K. D. (2004). Sexual economics : Sex as female resource for social exchange in heterosexual interactions. *Personality and Social Psychology Review, 8*(4), 339-363. https://doi.org/10.1207/s15327957pspr0804_2

Diamond, L. M. (2003). Qu'est-ce qui oriente l'orientation sexuelle ? Un modèle biocomportemental pour distinguer l'amour romantique et le désir sexuel. *Psychological Review, 110*(1), 173-192. https://doi.org/10.1037/0033-295X.110.1.173

Freud, S. (1905/1953). *Trois essais sur la théorie de la sexualité.* Dans J. Strachey (Ed. & Trans.), *The Standard Edition of the Complete Psychological Works of Sigmund Freud* (Vol. 7, pp. 123-246). Londres : Hogarth Press.

Hirschfeld, M. (2000). *L'homosexualité des hommes et des femmes*. Amherst, NY : Prometheus Books. (Ouvrage original publié en 1914)

Kaplan, H. S. (1979). *Disorders of Sexual Desire and Other New Concepts and Techniques in Sex Therapy*. New York : Simon & Schuster.

LeVay, S. (2010). *Gay, Straight, and the Reason Why : The Science of Sexual Orientation*. Oxford : Oxford University Press.

Masters, W. H., & Johnson, V. E. (1966). *La réponse sexuelle humaine*. Boston : Little, Brown and Company.

Money, J. (1988). *Gay, Straight, and In-Between : The Sexology of Erotic Orientation*. Oxford : Oxford University Press.

Pfaus, J. G. (2009). Les voies du désir sexuel. *The Journal of Sexual Medicine, 6*(6), 1506-1533. https://doi.org/10.1111/j.1743-6109.2009.01309.x

Reiss, I. L. (1986). *Journey into Sexuality : An Exploratory Voyage*. Englewood Cliffs, NJ : Prentice-Hall.

Sandfort, T. G. M., & Ehrhardt, A. A. (2004). Santé sexuelle : un paradigme de santé publique utile ou un impératif moral ? *Archives of Sexual Behavior, 33*(3), 181-187. https://doi.org/10.1023/B:ASEB.0000026628.16408.c7

Tiefer, L. (2001). Un nouveau regard sur les problèmes sexuels des femmes : pourquoi nouveau ? Pourquoi maintenant ? *Journal of Sex & Marital Therapy, 27*(2), 125-139. https://doi.org/10.1080/00926230152035831

Tolman, D. L., & Diamond, L. M. (2014). Desegregating sexuality research : Cultural and biological perspectives on gender and desire. *Annual Review of Sex Research, 51*(1), 747-774. https://doi.org/10.1080/00224499.2014.933700

3. Classification des dysfonctionnements sexuels

3.1 Classification selon la CIM-10 et le DSM-5

La classification systématique des dysfonctions sexuelles constitue une base essentielle pour la pratique diagnostique, la recherche épidémiologique et le développement de mesures thérapeutiques. Deux systèmes de classification reconnus au niveau international sont d'une importance capitale à cet égard : la "Classification internationale des maladies" (CIM) de l'Organisation mondiale de la santé et le "Manuel diagnostique et statistique des troubles mentaux" (DSM) de l'American Psychiatric Association. Les deux systèmes proposent des définitions et des critères de diagnostic standardisés pour les dysfonctions sexuelles, mais diffèrent en ce qui concerne leurs concepts théoriques, leur terminologie et leurs priorités diagnostiques.

Dans la CIM-10, les troubles de la fonction sexuelle sont classés dans le chapitre "Troubles mentaux et du comportement", avec une différenciation entre les troubles d'origine organique (déclenchés par exemple par des maladies somatiques) et les troubles d'origine non organique. Le codage s'oriente alors sur des symptômes cliniquement observables tels que la perte de libido, les troubles de l'érection, les troubles de l'orgasme ou la dyspareunie, sans toutefois procéder à une différenciation fonctionnelle plus profonde ou à une considération spécifique du sexe. Avec l'introduction de la CIM-11, une révision en profondeur a été entreprise, avec une plus grande intégration des modèles biopsychosociaux et une amélioration de la terminologie sexospécifique. La CIM-11 se détache ainsi davantage d'une vision purement catégorielle et s'ouvre à des aspects dimensionnels, par exemple en ce qui concerne la souffrance ou la dépendance contextuelle des symptômes sexuels.

Par rapport à la CIM-10, le DSM-5 poursuit une classification plus différenciée et orientée vers le genre. Il met particulièrement l'accent sur la subjectivité de l'expérience sexuelle et exige, pour poser le diagnostic, non seulement la présence de certains symptômes, mais aussi l'existence d'une souffrance cliniquement pertinente ou d'une atteinte dans des domaines importants de la vie. De plus, les symptômes doivent être présents pendant une période d'au moins six mois. Le DSM-5 distingue les dysfonctionnements sexuels selon les modèles de phases de la réaction sexuelle (désir, excitation, orgasme, douleur) et tient compte des différences spécifiques au sexe, telles qu'elles s'expriment notamment dans le vécu d'excitation des femmes. Cela se manifeste par exemple dans la catégorie diagnostique du "Female Sexual Interest/Arousal Disorder", qui englobe à la fois l'intérêt et la réaction physique - un aspect traité séparément dans le schéma diagnostique masculin.

3.2 Différences entre les troubles organiques et psychogènes

La différenciation entre les dysfonctionnements sexuels d'origine organique et psychogène est d'une importance capitale pour la pratique thérapeutique, car elle a des conséquences directes sur le choix des procédures diagnostiques et des stratégies thérapeutiques. Les causes organiques comprennent les troubles structurels ou fonctionnels du système nerveux, les déséquilibres endocriniens, les insuffisances vasculaires et les effets secondaires d'origine pharmacologique. Les modifications artériosclérotiques des artères pelviennes, un déficit en testostérone suite à un diagnostic d'hypogonadisme ou les effets secondaires des antidépresseurs sérotoninergiques en sont des exemples. Des maladies neurologiques telles que la sclérose en plaques, la maladie de Parkinson ou une neuropathie diabétique peuvent également entraîner des troubles de la transmission des stimuli génitaux.

Les troubles psychogènes, en revanche, reposent sur des conflits émotionnels, cognitifs et interactionnels, par exemple à la suite d'une perception corporelle perturbée, de sentiments de culpabilité ou de honte, de problèmes de couple, de traumatismes sexuels ou d'un rejet intrapsychique de sa propre sexualité. Souvent, les troubles sexuels ne sont pas purement organiques ou psychogènes, mais d'origine multifactorielle, ce qui nécessite un diagnostic différencié et interdisciplinaire. En outre, des troubles organiques primaires peuvent entraîner des problèmes secondaires psychogènes consécutifs - par exemple la peur d'un nouvel échec, l'évitement des rencontres sexuelles ou des états dépressifs. Inversement, les troubles psychogènes peuvent entraîner des troubles psychosomatiques ou être renforcés par des réactions physiques concomitantes.

3.3 Troubles du désir sexuel

Les troubles du désir sexuel font partie des dysfonctionnements sexuels les plus fréquents dans la pratique clinique. Ils se manifestent par une diminution ou une absence totale d'intérêt sexuel, qui peut avoir des répercussions tant sur la pensée (exemple, absence de fantasmes) que sur le comportement (par , réduction des initiatives). La baisse de la libido peut exister de manière primaire ou être déclenchée de manière secondaire par des événements de la vie, des maladies ou des circonstances liées au partenariat. Le DSM-5 fait ici la distinction entre le "Male Hypoactive Sexual Desire Disorder" et le "Female Sexual Interest/Arousal Disorder", ce dernier ayant été défini en raison du lien plus étroit entre le désir et l'excitation chez les femmes.

Les causes des troubles du désir sont aussi variées que complexes. Outre les facteurs hormonaux - comme un manque de testostérone, un dysfonctionnement de la thyroïde ou une déplétion œstrogénique post-ménopausique - les facteurs psychiques jouent un rôle central. En font partie les maladies dépressives, le stress chronique, les troubles anxieux, mais aussi l'insatisfaction de longue date au sein du couple ou les conflits émotionnels non résolus. En outre, les valeurs morales ou religieuses transmises par la culture peuvent conduire à ce que le désir sexuel soit réprimé, tabou ou vécu comme négatif. L'effet de certains médicaments, notamment les psychotropes, peut également avoir une influence considérable sur la libido. Dans le traitement, il est essentiel de faire une distinction précise entre les troubles transitoires et persistants, spécifiques à une situation et généralisés, car il en découle différentes approches thérapeutiques.

3.4 Troubles de l'excitation

Les troubles de l'excitation sexuelle se caractérisent par une réponse physique et émotionnelle insuffisante ou inexistante aux stimuli sexuels. Chez les femmes, cela concerne le manque de lubrification, une sensation d'anesthésie génitale ou l'absence d'excitation subjective. Chez l'homme, le trouble se manifeste typiquement sous la forme d'un dysfonctionnement érectile, c'est-à-dire d'une incapacité à atteindre ou à maintenir une érection. Ces symptômes apparaissent souvent dans des situations spécifiques, par exemple avec un nouveau partenaire, après une expérience traumatisante ou en association avec la peur de l'échec. Parallèlement, des troubles vasculaires, hormonaux ou neurologiques peuvent affecter physiquement la capacité d'excitation.

Il est particulièrement important de différencier les troubles de l'excitation spécifiques à une situation et les troubles généralisés, ainsi que les formes présentes tout au long de la vie et celles acquises plus tard. Cette différenciation permet d'identifier plus précisément les causes psychodynamiques, partenariales ou physiques. Dans le diagnostic, les entretiens d'anamnèse sexuelle, l'exploration de la dynamique du couple ainsi que les examens hormonaux et vasculaires jouent un rôle central. Sur le plan thérapeutique, on a recours à des conseils sexuels, à une thérapie cognitivo-comportementale, à des exercices de sexothérapie et, le cas échéant, à des traitements médicamenteux, par exemple avec des inhibiteurs de la phosphodiestérase 5.

3.5 Troubles de l'orgasme

Les troubles de l'orgasme concernent l'incapacité à atteindre un point culminant sexuel ou à ne le vivre qu'avec un retard considérable. Chez les femmes, on parle d'anorgasmie lorsque l'orgasme est absent de manière permanente ou répétée, malgré une stimulation sexuelle suffisante. Celle-ci peut être soit généralisée (dans toutes les situations), soit situationnelle (uniquement avec certains partenaires ou dans des conditions spécifiques). Chez les hommes, le trouble de l'orgasme se manifeste souvent par une éjaculation retardée ou par une éjaculation rétrograde. L'éjaculation précoce constitue une catégorie diagnostique à part entière, caractérisée par un faible contrôle de l'éjaculation et une grande souffrance.

Les causes sont multifactorielles : des aspects psychodynamiques tels que la peur, la culpabilité ou l'incapacité à s'abandonner jouent un rôle, tout comme des expériences d'apprentissage négatives, un manque de conscience corporelle ou des inhibitions liées à la communication. Les maladies neurologiques, les effets des médicaments ou les troubles hormonaux peuvent également entraîner une diminution de la capacité orgasmique. Sur le plan thérapeutique, outre l'examen médical, l'accent est mis sur le traitement des thèmes émotionnels et de partenariat. En cas d'éjaculation précoce, des stratégies médicamenteuses et de thérapie comportementale sont appliquées avec succès.

3.6 Douleurs lors des rapports sexuels

Les douleurs d'origine sexuelle, appelées médicalement dyspareunie, peuvent survenir avant, pendant ou après la pénétration et touchent principalement les femmes, plus rarement les hommes. Ces douleurs peuvent s'étendre à la vulve, au vagin, au bassin ou au bas-ventre et avoir des causes multiples. Outre les infections, les changements hormonaux (comme l'atrophie postménopausique), les blessures et les inflammations, des facteurs psychologiques tels que la peur, les traumatismes ou les tensions d'attente peuvent entraîner un syndrome douloureux. Le vaginisme est une contraction involontaire des muscles du plancher pelvien qui empêche ou rend très difficile la pénétration.

Chez les hommes, les douleurs apparaissent au niveau du gland, du périnée ou lors de l'éjaculation, par exemple à la suite d'une prostatite chronique, d'un phimosis ou d'une intervention chirurgicale. Le diagnostic nécessite une collaboration interdisciplinaire entre la gynécologie, l'urologie, la psychosomatique et la sexothérapie. Outre le traitement médical des causes physiques, il est essentiel de lever les tabous, de traiter l'anxiété et de procéder à une désensibilisation progressive grâce à un accompagnement psychothérapeutique.

3.7 Troubles paraphiliques (délimitation et recoupements)

Les troubles paraphiliques comprennent des fantasmes ou des comportements sexuels intenses et récurrents dirigés vers des objets, des activités ou des situations inhabituels. Le fétichisme, le travestisme, le voyeurisme, l'exhibitionnisme, le frotteurisme, le sadisme et le masochisme en sont des exemples. Tant que ces tendances sont vécues de manière consensuelle et qu'elles n'entraînent pas de charge ou de préjudice psychique, elles ne sont pas considérées comme pathologiques. Ce n'est que lorsque leur exercice s'accompagne d'une mise en danger d'autrui, d'une souffrance subjective ou d'un dysfonctionnement social que l'on parle de trouble paraphilique. Dans le diagnostic différentiel, il est important de ne pas confondre les tendances paraphiliques avec les dysfonctionnements sexuels, même si les deux peuvent se chevaucher dans certains cas, par exemple lorsqu'une expérience sexuelle sans certains stimuli n'est pas possible.

3.8 Dysphorie de genre et ses conséquences sur l'expérience sexuelle

La dysphorie de genre désigne un malaise ou une souffrance persistante et profonde par rapport au sexe assigné à la naissance et aux caractéristiques physiques, aux attentes sociales et aux rôles sexuels qui y sont associés. Les personnes concernées font l'expérience d'un décalage entre leur sexe vécu ou ressenti et les caractéristiques sexuelles physiques et biologiques ou attribuées par la société. Ce vécu subjectif peut s'accompagner d'une souffrance psychique considérable, de symptômes dépressifs, de troubles anxieux et de conflits identitaires, surtout en l'absence d'un soutien social, médical ou psychologique approprié.

Bien que la dysphorie de genre ne constitue pas, par définition, un dysfonctionnement sexuel au sens strict du terme, il existe souvent des interactions complexes avec le vécu sexuel, l'intimité du couple et la perception corporelle de soi. De nombreuses personnes transgenres ou non-binaires ressentent leur corps - en particulier les caractéristiques sexuelles secondaires - comme incongru, étranger, voire répugnant. Ce malaise peut se traduire par une perception de soi sexuelle perturbée ou bloquée. Les contacts avec certaines parties du corps peuvent être perçus comme désagréables ou traumatisants, ce qui conduit souvent à un évitement des situations sexuelles ou à un sentiment de dysfonctionnement sexuel, sans qu'il y ait une cause organique primaire.

Dans de nombreux cas, ce n'est pas l'absence de désir sexuel qui est au premier plan, mais l'impossibilité de vivre la sexualité avec un corps qui n'est pas ressenti comme le sien. Ce phénomène se distingue fondamentalement des troubles sexuels typiques tels que la perte de libido, les troubles de l'excitation ou l'anorgasmie. Il s'agit plutôt d'une atteinte sexuelle secondaire dans le contexte d'une incongruité liée au sexe. Dans ce contexte, les phases prétransformatives et post-opératoires peuvent être associées à des défis spécifiques - par exemple en ce qui concerne l'image corporelle, les changements hormonaux, les transformations anatomiques, la dynamique du partenaire ou la discrimination sociale.

A cela s'ajoute le fait que de nombreuses personnes transidentitaires découvrent de nouvelles formes de sexualité dans le cadre de transitions médicales - par exemple grâce à des traitements hormonaux ou à des opérations de réassignation sexuelle - mais peuvent aussi connaître des restrictions fonctionnelles ou des irritations. Les changements hormonaux influencent la libido, la sensibilité et l'excitabilité ; les interventions chirurgicales peuvent permettre de nouvelles expériences corporelles, mais aussi entraîner des incertitudes ou des difficultés d'adaptation. L'évolution est très différente d'un individu à l'autre et dépend fortement de l'accompagnement thérapeutique, de l'acceptation sociale et du développement de l'identité personnelle.

Une attention particulière doit être portée au processus de diagnostic. Il y a un risque que les expériences de dysphorie de genre soient trop vite diagnostiquées comme des troubles de la fonction sexuelle - par exemple lorsque le comportement de retrait sexuel ou les troubles de l'orgasme sont motivés en premier lieu par une dysphorie corporelle. Une telle pathologisation méconnaît la cause réelle des troubles et peut renforcer la souffrance de la personne concernée. A l'inverse, il faut également tenir compte du fait que toute irritation sexuelle chez les personnes transgenres n'est pas nécessairement liée à leur identité de genre ; là aussi, il convient de travailler de manière différenciée et sans attribution hâtive.

Sur le plan thérapeutique, il est essentiel d'adopter une approche qui affirme le genre. Une attitude d'affirmation signifie reconnaître l'identité sexuelle subjective comme valable et digne de protection et orienter les mesures psychosociales, médicales et sexothérapeutiques correspondantes en conséquence. L'objectif n'est pas de s'adapter à des représentations binaires de la norme, mais de promouvoir une perception cohérente et affirmée de soi sur le plan sexuel, en accord avec le sexe vécu. En font partie : des procédés centrés sur le corps pour améliorer l'acceptation corporelle, des discussions en partenariat sur les limites et les désirs, des conseils sexuels accompagnés d'hormones, un soutien pour de nouvelles formes d'intimité ainsi qu'un accompagnement informé sur les traumatismes en cas de blessures sexuelles ou sociales antérieures.

En outre, la dimension sociale ne doit pas être sous-estimée. Les personnes transidentitaires et non-binaires sont touchées de manière disproportionnée par la discrimination, la stigmatisation et les désavantages structurels - par exemple dans le domaine de la santé, sur le lieu de travail ou dans l'environnement familial. Ces expériences sociales ont un impact direct sur l'image de soi, le comportement relationnel et la capacité à avoir une sexualité autodéterminée. Un travail thérapeutique réussi doit donc également prendre en compte les conditions sociales et s'opposer à toute forme de pathologisation de la diversité sexuelle.

Dans l'ensemble, la classification de la dysphorie de genre dans le contexte de la santé sexuelle est un exemple exemplaire de la nécessité d'approches globales, sensibles à la culture, interdisciplinaires et centrées sur la personne. Elle montre à quel point la sexualité est étroitement liée à l'identité, à la perception du corps, à la reconnaissance sociale et à l'auto-organisation individuelle - et combien il est important de créer des espaces thérapeutiques dans lesquels toutes ces dimensions sont prises en compte de manière égale.

3.9 Bibliographie Chapitre 3

Association américaine de psychiatrie. (2013). *Manuel diagnostique et statistique des troubles mentaux* (5e éd.). Washington, DC : American Psychiatric Publishing.

Basson, R. (2001). Cycles de réponse sexuelle humaine. *Journal of Sex & Marital Therapy, 27*(1), 33-43. https://doi.org/10.1080/00926230152035831

Bancroft, J. (2009). *La sexualité humaine et ses problèmes* (3e éd.). Edinburgh : Churchill Livingstone.

Binik, Y. M. (2010). Les critères de diagnostic du DSM pour les troubles de la douleur sexuelle. *Archives of Sexual Behavior, 39*(2), 292-303. https://doi.org/10.1007/s10508-009-9526-0

Graziottin, A., & Brotto, L. A. (2004). Syndrome de la vestibulite vulvaire : une approche clinique. *The Journal of Sex & Marital Therapy, 30*(2), 125-139. https://doi.org/10.1080/00926230490262389

Levine, S. B. (2003). La nature du désir sexuel : une perspective de clinicien. *Archives of Sexual Behavior, 32*(3), 279-285. https://doi.org/10.1023/A:1023428021444

McCabe, M. P., Sharlip, I. D., Atalla, E., Balon, R., Fisher, A. D., Laumann, E., Lee, S. W., & Segraves, R. T. (2016). Définitions des dysfonctions sexuelles chez les femmes et les hommes : une déclaration de consensus de la Société internationale de médecine sexuelle. *The Journal of Sexual Medicine, 13*(2), 135-143. https://doi.org/10.1016/j.jsxm.2015.12.019

Reed, G. M., Drescher, J., Krueger, R. B., Atalla, E., Cochran, S. D., First, M. B., ... & Saxena, S. (2016). Les troubles liés à la sexualité et à l'identité de genre dans la CIM-11 : Révision de la classification CIM-10 sur la base des preuves scientifiques actuelles, des meilleures pratiques cliniques et des considérations relatives aux droits de l'homme. *World Psychiatry, 15*(3), 205-221. https://doi.org/10.1002/wps.20354

Tiefer, L. (2001). Un nouveau regard sur les problèmes sexuels des femmes. *Journal of Sex & Marital Therapy, 27*(2), 125-139. https://doi.org/10.1080/00926230152035831

4. Étiologie et causes des dysfonctionnements sexuels

La recherche et l'évaluation clinique des causes des dysfonctionnements sexuels exigent une grande différenciation, car il ne s'agit pas de phénomènes unidimensionnels. Ils représentent plutôt l'expression d'une interaction très complexe entre des facteurs d'influence physiologiques, psychologiques, partenariaux et socioculturels. Le débat scientifique s'est de plus en plus éloigné des modèles d'explication monocausaux et favorise aujourd'hui une vision intégrative qui tient compte du vécu individuel tout autant que des paramètres biologiques objectivement mesurables. Dans ce chapitre, les champs de causes pertinents seront examinés en détail dans leur profondeur et leurs relations mutuelles.

4.1 Causes organiques : facteurs cardiovasculaires, endocriniens et neurologiques

Les maladies cardiovasculaires sont particulièrement souvent associées à des troubles de l'excitation en raison de leur impact sur l'intégrité vasculaire de la région génitale. La circulation artérielle, en particulier celle de l'artère pudendale interne, est essentielle pour les corps caverneux génitaux. Une réduction de la vasodilatation due à un dysfonctionnement endothélial peut affecter considérablement les réactions génitales . Même des modifications artérioscléreuses mineures peuvent entraîner des problèmes d'érection chez les hommes et des troubles de la lubrification chez les femmes. La dysfonction érectile est aujourd'hui un diagnostic non seulement de médecine sexuelle, mais aussi de médecine interne, car elle constitue souvent un signe d'alerte précoce de maladies vasculaires systémiques, notamment de maladies coronariennes.

Les causes endocrinologiques sont généralement liées à des troubles de l'axe hypothalamo-hypophyso-gonadique. Un manque de testostérone chez l'homme, par exemple à la suite d'un hypogonadisme primaire, d'une maladie tumorale de l'hypophyse ou d'une suppression secondaire par des médicaments, entraîne une baisse de la libido, de l'érection et de la capacité orgasmique. Chez les femmes, la carence en œstrogènes se manifeste notamment après la ménopause sous la forme d'une sécheresse vaginale, de douleurs lors des rapports sexuels et d'une réduction de l'expérience sexuelle. La progestérone, la DHEA (déhydroépiandrostérone) et les androgènes jouent également un rôle important, dont l'importance dans le système sexuel féminin n'est pas encore totalement élucidée. Les maladies de la thyroïde - en particulier l'hypothyroïdie - entraînent souvent une perte de libido, de la fatigue et de l'anhédonie, tandis que les hyperthyroïdies contribuent plutôt à l'agitation et à l'irritabilité.

Les maladies neurologiques influencent la fonction sexuelle par plusieurs mécanismes. D'une part, elles peuvent interrompre la voie de conduction sensorimotrice entre le cerveau et les organes génitaux, par exemple par des lésions de la moelle épinière ou des nerfs sacrés. D'autre part, ils peuvent modifier l'expérience sexuelle elle-même par le biais de mécanismes centraux, par exemple en réduisant l'excitabilité, en aplatissant les affects ou en provoquant des pertes cognitives. La sclérose en plaques, la maladie de Parkinson, l'épilepsie ou les ischémies cérébrales en sont des exemples. Les maladies dégénératives telles que la démence d'Alzheimer entraînent également souvent une aliénation sexuelle, en partie par désintégration cognitive, en partie par modification de la structure de la personnalité.

4.2 Causes urogénitales des dysfonctionnements sexuels

Les dysfonctionnements sexuels peuvent être liés de diverses manières à des maladies urogénitales, à des modifications fonctionnelles ou à des interventions chirurgicales dans la région pelvienne. Ces causes agissent souvent à plusieurs niveaux : Elles concernent aussi bien les structures anatomiques que la régulation hormonale, la commande nerveuse, les interactions musculaires, sans oublier le vécu psychique du corps, de la sexualité et de sa propre identité sexuelle.

Il n'est pas rare, en particulier, que des maladies ou des interventions chirurgicales dans la région des organes pelviens entraînent des douleurs , des modifications de la sensibilité, des postures d'évitement ou des contraintes psychiques secondaires - et doivent donc être prises en compte de manière différenciée dans le diagnostic et le traitement sexologiques.

Chez les femmes

Chez les femmes, les maladies inflammatoires chroniques des voies génitales externes et internes font partie des causes organiques les plus fréquentes de dysfonctionnement sexuel. Les vulvovaginites chroniques - déclenchées par des infections bactériennes, une prolifération de champignons ou des troubles récurrents de la flore mixte - entraînent une irritation persistante, des démangeaisons, des brûlures et une sensibilité accrue à la douleur dans la région de l'introitus. Le coït est alors souvent vécu comme désagréable ou douloureux (dyspareunie), ce qui peut conduire à l'évitement sexuel, à la contraction des muscles du plancher pelvien et à une aversion psychologique.

Le **lichen scléreux**, une maladie cutanée inflammatoire chronique et non infectieuse de la vulve, qui s'accompagne d'une atrophie marquée, de cicatrices et de douleurs parfois intenses, revêt une importance particulière. Les symptômes, qui persistent souvent pendant des années, entraînent une limitation massive de l'expérience sexuelle, de la honte, une tendance au retrait social et, bien souvent, des tensions au sein du couple. Un diagnostic précoce et un traitement dermatogynécologique spécialisé sont ici décisifs.

L'endométriose - la présence d'endomètre fonctionnel en dehors de la cavité utérine - est également associée à des douleurs profondes, liées au cycle, lors des rapports sexuels (dyspareunie profunda). Les lésions entraînent des processus inflammatoires, des adhérences et une sensibilité accrue à la douleur dans la région de l'utérus, des ovaires, de la cavité de Douglas ou du péritoine pelvien. La sexualité est souvent vécue comme douloureuse, contraignante, voire dangereuse, ce qui peut également entraîner à long terme une baisse de la libido et de la confiance en son corps.

Un autre phénomène fréquent chez les femmes ménopausées est l'**atrophie vaginale**, qui va de pair avec le manque d'œstrogènes après la ménopause. Les muqueuses du vagin et du vestibule deviennent plus fines, plus sèches, moins bien irriguées et donc plus sensibles. Même des stimuli mécaniques mineurs peuvent entraîner des microlésions, des saignements ou des brûlures. La dyspareunie qui en résulte peut en outre être renforcée par la honte, l'évitement, les troubles secondaires de l'orgasme et les conflits relationnels. Un traitement local à base d'œstrogènes ou de DHEA peut apporter une nette amélioration dans de nombreux cas.

Chez les hommes

Chez les hommes également, les causes urogénitales sont souvent impliquées dans l'apparition de dysfonctionnements sexuels. L'une des pathologies centrales est la **prostatite chronique** ou le syndrome de douleurs pelviennes chroniques. Ce syndrome multifactoriel s'accompagne de douleurs dans la région du périnée, de dysurie, de troubles de l'éjaculation et de frustration sexuelle. Il n'est pas rare que l'éjaculation soit vécue comme douloureuse, incomplète ou désagréable, ce qui peut entraîner un évitement de la peur, une tension et des troubles de l'excitation. Il est également fréquent que des états dépressifs l'accompagnent, ce qui renforce encore la symptomatologie sexuelle.

Les sténoses de l'urètre - c'est-à-dire les rétrécissements cicatriciels de l'urètre - entraînent également des troubles fonctionnels lors de la miction et de l'éjaculation. L'insécurité qui en résulte lors de la miction, la sensation d'une vidange incomplète ou d'une diminution du flux d'éjaculation peuvent avoir un impact sensible sur la perception du corps et la confiance en soi sexuelle.

L'**hyperplasie bénigne de la prostate (HBP)** joue un rôle important chez les hommes âgés. L'hypertrophie de la prostate peut entraîner des troubles de la miction, une nycturie, des envies pressantes d'uriner et d'autres symptômes irritatifs. Dans de nombreux cas, on observe en outre une baisse de la libido, un allongement du temps de latence jusqu'à l'érection ou une réduction du volume de l'éjaculat. En outre, les médicaments utilisés pour traiter l'HBP - en particulier les inhibiteurs de la 5-alpha-réductase - peuvent également avoir des effets négatifs sur la libido et le métabolisme hormonal.

Après une intervention chirurgicale

Chez les femmes comme chez les hommes, les interventions chirurgicales dans la région pelvienne représentent un défi particulier. La **prostatectomie radicale**, généralement indiquée en cas de cancer de la prostate, peut entraîner une perte d'érection, une incontinence et une perte de la réactivité sexuelle spontanée. Malgré des procédures préservant les nerfs, il est fréquent que des dysfonctionnements érectiles persistent, parfois même des troubles de l'orgasme ou une éjaculation altérée. La gestion psychique de cette intervention - avec le sentiment d'émasculation sexuelle ou de perte de contrôle - est un point de départ thérapeutique essentiel.

De même, chez les femmes, l'**hystérectomie** - surtout si elle a été radicale ou si elle s'accompagne de l'ablation des annexes - a un impact sur l'image sexuelle de soi. Même si l'utérus lui-même n'est pas un organe sexuel primaire, de nombreuses patientes font état d'une modification de la sensation de plaisir, de douleurs lors de mouvements de pénétration profonds, d'une modification de la perception de l'orgasme ou d'une diffusion de leur identité féminine. La charge psychique qui en découle - en particulier lorsque l'intervention a eu lieu à la suite d'une maladie maligne - nécessite un accompagnement psychosexuel délicat.

Les interventions de chirurgie plastique reconstructive, les opérations de l'endométriose, les opérations de la vessie ou les reconstructions du plancher pelvien (par. en cas de descente) peuvent également avoir des répercussions sur les voies nerveuses, la sensibilité, la structure des muqueuses et l'excitabilité. La modification anatomique doit être comprise dans sa dimension psychique, partenariale et fonctionnelle et accompagnée d'une thérapie.

4. Les maladies psychiques comme cause de dysfonctionnement sexuel

Les maladies psychiques font partie des causes les plus fréquentes, mais aussi les plus complexes, de dysfonctionnement sexuel. La sexualité n'est pas seulement un phénomène physique, mais aussi émotionnel, cognitif et interpersonnel. Elle est étroitement liée à l'estime de soi, à la capacité relationnelle, à l'imagination, à la spontanéité, à la confiance et à la capacité d'accepter et d'apprécier la proximité. Tout trouble psychique qui interfère avec ces domaines peut donc affecter directement ou indirectement la fonction sexuelle, que ce soit par un épuisement émotionnel, une diminution du contrôle des impulsions, une perception de soi perturbée , une dynamique de couple chargée ou des effets secondaires pharmacologiques.

Les maladies mentales les plus courantes ayant un impact sur la sexualité sont les troubles dépressifs, les troubles anxieux, les troubles post-traumatiques, les troubles de la personnalité, les troubles alimentaires, les addictions et les psychoses. La manière dont ces maladies affectent la fonction sexuelle varie en fonction du pathomécanisme, de la gravité, de la durée et de la biographie individuelle. Elles ont toutefois en commun de modifier profondément la sexualité, non seulement en tant qu'acte physique, mais aussi en tant que forme de relation et d'expression.

Troubles dépressifs et anhédonie sexuelle

Dans les maladies dépressives, la sexualité est souvent affectée à plusieurs niveaux. Un symptôme central est ce que l'on appelle l'**anhédonie sexuelle** - l'incapacité à ressentir du plaisir ou de la satisfaction sexuelle. Les personnes concernées font état d'une perte de fantasmes sexuels, d'une extinction complète de l'intérêt pour l'activité sexuelle et du sentiment de ne plus pouvoir déclencher de réaction érotique - ni à leurs propres stimuli ni à ceux d'autrui.

Cet état n'est pas seulement un déficit passager de désir, mais l'expression d'un syndrome global d'aplatissement des affects, qui touche également le plaisir, la curiosité, la créativité et l'initiative. Le désintérêt sexuel s'inscrit donc dans un contexte général d'inhibition psychomotrice et de restriction profonde de la vitalité. Dans les cas graves, cela peut conduire à l'évitement complet des contacts sexuels, à l'autodépréciation, à des conflits de couple, voire à des pertes de fonctions sexuelles sans cause somatique apparente.

De plus, **les médicaments antidépresseurs** aggravent souvent le problème. Les inhibiteurs sélectifs de la recapture de la sérotonine (ISRS) et les inhibiteurs de la recapture de la sérotonine et de la noradrénaline (IRSN), en particulier, sont étroitement liés aux **effets secondaires sexuels**. Des études montrent que jusqu'à **70 % des patients traités** se plaignent de troubles de l'érection, d'un retard ou d'une absence d'orgasme, d'une diminution des sensations génitales et d'une perte de libido. Les femmes signalent en outre une lubrification vaginale réduite, une perte de la sensibilité clitoridienne ou une distance émotionnelle lors des rapports sexuels.

Le **syndrome de dysfonctionnement sexuel post-SSRI**, dans lequel les troubles de la fonction sexuelle peuvent persister pendant des semaines ou des mois **après l'arrêt de la médication**, est particulièrement problématique. Les mécanismes physiopathologiques exacts ne sont pas encore définitivement élucidés, une modification durable des récepteurs sérotoninergiques dans le système limbique joue probablement un rôle.

Troubles anxieux et inhibition sexuelle

Contrairement à l'aplatissement dépressif, l'anxiété n'affecte pas la fonction sexuelle par inhibition, mais par surexcitation du système nerveux central. Le système d'excitation végétative est activé en permanence dans les troubles anxieux - la fréquence cardiaque, le tonus musculaire, la fréquence respiratoire et l'attention sont augmentés, le corps est en état d'alerte. Ce système physiologique de "lutte ou de fuite" est **en concurrence directe avec le système d'excitation sexuelle contrôlé par le parasympathique**, responsable de la relaxation, de la circulation sanguine, de la sensibilisation et du plaisir génital.

En particulier dans le cas de la **phobie sociale** ou du **trouble anxieux généralisé**, on observe une tension chronique qui se traduit par une agitation intérieure, une introspection permanente et une tendance au retrait émotionnel. L'interaction sexuelle est vécue comme potentiellement honteuse ou comme une perte de contrôle, ce qui limite massivement la spontanéité et l'ouverture. Les personnes concernées ne peuvent plus percevoir leurs sensations physiques de manière impartiale, mais restent "à côté d'elles-mêmes", analysent leurs réactions et vivent l'événement comme mécanique, déterminé par autrui ou désagréable.

Chez les hommes, cela se traduit souvent par **une éjaculation précoce**, des problèmes d'érection ou une peur de l'échec. La peur de l'échec sexuel peut alors devenir elle-même la cause du dysfonctionnement - un cycle classique peur-symptômes. Les femmes ressentent **des troubles de la lubrification, une tension vaginale ou une anorgasmie**, souvent associés à des doutes sur leur propre valeur ou à une agitation intérieure. L'observation constante de son propre comportement, le souci d'être jugé par son partenaire et l'incapacité à se laisser aller sont considérés comme des facteurs inhibiteurs centraux.

Trouble de stress post-traumatique et fragmentation sexuelle

Le trouble de stress post-traumatique représente une forme particulièrement grave de dysfonctionnement sexuel d'origine psychique. Il concerne surtout les personnes qui ont subi des violences sexuelles, des agressions physiques, un manque de contrôle massif ou d'autres atteintes profondes à l'intégrité physique. La sexualité n'est alors plus vécue comme un lieu de proximité ou de plaisir, mais comme une remise en scène potentiellement menaçante du traumatisme.

Les symptômes typiques sont l'**hypervigilance** (tension permanente et seuil de stimulation élevé), la **dissociation** (séparation de la conscience de la perception corporelle), **les flashbacks** (souvenirs involontaires de l'événement traumatique) ou **la torpeur corporelle**. Ces symptômes empêchent une rencontre sexuelle non traumatisante, car le corps n'est plus perçu comme un lieu sûr.

Les personnes concernées font souvent état d'aversion sexuelle, d'évitement, de dégoût, de troubles douloureux fonctionnels ou d'une répression totale des besoins sexuels. Parallèlement, il en résulte souvent un sentiment d'aliénation de son propre corps, qui est vécu comme endommagé, souillé ou incontrôlable. Le couple souffre également de la distance émotionnelle, de la peur de la proximité et de la perte d'intimité commune.

Les cas où il existe **des traumatismes de la petite enfance** - par exemple à la suite d'abus sexuels dans la famille ou dans des contextes institutionnels - sont particulièrement exigeants. Les symptômes sexuels n'apparaissent souvent qu'à l'âge adulte, souvent sans que les personnes concernées puissent établir un lien conscient avec le passé. Le travail thérapeutique nécessite ici une approche particulièrement prudente, sensible aux traumatismes et centrée sur le corps, qui met l'accent sur la sécurité, l'autodétermination et l'intégration émotionnelle.

4. Conflits de partenariat et de relation

La fonction sexuelle et la relation de partenariat sont indissociables. La qualité du lien émotionnel, le degré de confiance, communication, l'estime mutuelle et les attentes en matière de rôle influencent directement la sexualité. Les relations de longue durée sont particulièrement sujettes à ce que l'on appelle la désaffection sexuelle, c'est-à-dire la diminution du désir sexuel malgré une affection intacte. Cela peut être dû à une aliénation émotionnelle, à des conflits non résolus, à la concurrence pour l'attention (par exemple par les enfants), à des scripts sexuels différents ou à un stress chronique.

Il n'est pas rare que la sexualité serve également d'expression ou de substitut à des thèmes relationnels non résolus. Ainsi, le refus sexuel peut apparaître comme une agression passive, une initiative excessive comme un besoin de contrôle compensatoire ou un désintérêt sexuel comme conséquence d'une blessure narcissique. Dans de nombreux cas, il manque une communication ouverte sur les désirs, les besoins et les limites. Les tabous non exprimés, les sentiments de honte ou l'autocensure morale contribuent également à l'escalade des conflits sexuels.

4. Influences socioculturelles et éducatives

La sexualité n'est pas seulement une construction individuelle, mais aussi une construction transmise par la société. La manière de parler, de penser et de vivre la sexualité est profondément marquée par la culture. Dans les cultures répressives, c'est une attitude de contrôle, de tabou ou de moralisation de la sexualité qui domine. Le corps n'est pas considéré comme une source de plaisir et d'expression de soi, mais comme un objet de discipline . De telles empreintes conduisent à des sentiments de culpabilité, à une inhibition sexuelle et à une sexualité fonctionnelle sans expérience intérieure.

Les normes sociales sont également efficaces dans les sociétés occidentales. Le culte de la beauté, l'orientation vers la performance et l'idéalisation de la jeunesse éternelle génèrent une pression subtile vers la perfection sexuelle. Les jeunes, en particulier, développent des attentes irréalistes en matière de sexualité, d'image corporelle et de capacité orgasmique sur la base de modèles médiatiques. Ce décalage entre l'image de soi et l'idéal social est une source fréquente d'insatisfaction sexuelle.

L'éducation sexuelle des parents joue ici un rôle décisif. Des modèles d'éducation abusifs, tabous ou ignorants peuvent conduire à un rapport perturbé à son propre corps et à la sexualité. De même, l'incapacité à parler de sexualité entraîne plus tard dans la vie des barrières communicatives qui rendent difficile une sexualité épanouie au sein du couple.

4. Causes médicamenteuses et induites par des substances

L'influence des substances pharmacologiques sur la sexualité est souvent sous-estimée dans la pratique médicale.

Outre les psychotropes, les médicaments utilisés pour traiter l'hypertension, le diabète, l'épilepsie, les maladies hormonales ou les tumeurs malignes comptent parmi les déclencheurs de dysfonctionnements sexuels. L'effet combiné est particulièrement critique lorsque plusieurs substances potentiellement inhibitrices sont prescrites simultanément.

L'alcool a un effet désinhibiteur à faible dose, mais à plus forte dose, il diminue l'excitabilité sexuelle. L'abus chronique d'alcool entraîne non seulement des modifications hormonales (p. . hypogonadisme lié au foie), mais aussi des lésions vasculaires et une aliénation émotionnelle. Les drogues telles que la cocaïne ou les amphétamines renforcent l'expérience sexuelle à court terme, mais entraînent à long terme un vidage, une dépendance et des schémas d'action sexuelle dysfonctionnels.

4. Influences iatrogènes et effets secondaires des traitements médicaux

Un aspect souvent négligé, mais cliniquement important dans le traitement des dysfonctionnements sexuels, est leur **origine iatrogène**. Il s'agit de troubles qui ne sont **pas principalement** déclenchés ou renforcés **par une maladie de base**, mais **par des mesures médicales elles-mêmes**. Cela peut être dû à des interventions physiques directes, à des effets secondaires de médicaments ou à des modifications fonctionnelles, mais aussi - et c'est souvent sous-estimé - à **une communication médicale déficiente ou pesante sur la sexualité**.

La dimension purement physique des troubles sexuels iatrogènes est désormais bien documentée : il n'est pas rare, par exemple, que des interventions dans le domaine de l'urologie ou de la gynécologie entraînent des troubles de la sensibilité génitale, des problèmes d'érection, des troubles de la lubrification, des difficultés d'orgasme ou des douleurs lors des rapports sexuels. Les traitements hormonaux, les radiothérapies ou les reconstructions chirurgicales peuvent également affecter durablement la réactivité sexuelle. Ces changements ne représentent toutefois qu'une partie des événements.

L'impact psychosexuel des interventions médicales est tout aussi important - en particulier lorsque la communication médicale est insensible, abrégée ou totalement absente. Dans de nombreux cas, les patients ne perçoivent pas la sexualité comme une partie intégrante de leurs soins médicaux, mais comme un sujet marginalisé ou tabou. Lorsque la sexualité n'est abordée que comme un effet secondaire, voire pas du tout, les personnes concernées ont le sentiment que leurs besoins sexuels ne sont pas pertinents sur le plan médical ou qu'ils sont embarrassants. Cela peut entraîner non seulement une perte de confiance profonde dans la personne qui traite, mais aussi une **insécurité** durable **dans sa propre conception de la sexualité**.

Cette forme d'**iatrogénie communicative** peut être extrêmement puissante. Les patients ressentent leur corps modifié par une opération ou un traitement non seulement comme fonctionnellement limité, mais aussi souvent comme endommagé, fragmenté ou "dévalorisé". Lorsqu'un utérus a été enlevé, que la prostate a été opérée, qu'un sein a été amputé ou qu'une stomie a été posée - il ne s'agit pas seulement de faits médicaux, mais d'espaces de signification symboliques centraux : la féminité, la masculinité, la capacité de plaisir, l'intégralité, l'attractivité. Si l'on ne parle pas de ces dimensions, **des espaces de silence** se créent, dans lesquels se propagent la honte, l'insécurité et les comportements de repli.

C'est précisément après **des opérations gynécologiques ou urologiques** que de nombreuses personnes concernées font état de profonds changements dans leur vécu sexuel. Après une hystérectomie ou une mastectomie, les femmes ont souvent l'impression de ne plus être "complètement féminines" ; les hommes ayant subi une prostatectomie radicale se sentent "émasculés" ou ne se sentent plus désirables. De telles déclarations renvoient à un ébranlement existentiel de l'image sexuelle de soi - un trouble qui résulte moins de l'intervention elle-même que du **manque d'intégration psychosexuelle** du nouvel état corporel.

De nombreux patients indiquent qu'après des interventions médicales, ils ressentent de la peur du rejet sexuel, de l'insécurité vis-à-vis de leur propre partenaire ou une inhibition prononcée vis-à-vis de l'activité sexuelle. Beaucoup se retirent, évitent l'intimité ou développent des dysfonctionnements psychogènes secondaires - comme la perte de désir, les troubles de l'érection, la dyspareunie ou les troubles de l'orgasme - sans que cela ne soit immédiatement reconnu comme une conséquence du traitement. Souvent, **la charge psychique liée à la modification sexuelle** dépasse la souffrance liée au résultat somatique initial.

Le défi thérapeutique ne consiste donc pas seulement à traiter les troubles physiques, mais aussi et surtout à **rétablir une image positive et cohérente de la sexualité**. Pour ce faire, il est essentiel d'adopter une attitude médicale fondamentale qui ne considère pas la sexualité comme un sujet privé marginal, mais comme un élément important pour la santé. En font partie

- **Information précoce, honnête et respectueuse** sur les effets possibles du traitement sur la fonction sexuelle, dès le setting préopératoire ou préthérapeutique.

- **Une communication empathique** qui tient compte de la honte, permet de poser des questions ouvertes et évite les modèles de langage normatifs.

- **Accompagnement psychosocial** pendant le processus de guérison, offrant un espace pour traiter les changements d'image corporelle, les conflits de couple et les crises émotionnelles.

- **Suivi sexothérapeutique** ouvrant des voies individuelles, axées sur les ressources, pour se rapprocher à nouveau de son propre corps, du désir sexuel et de l'intimité du couple.

Dans l'ensemble, il apparaît clairement que l'origine iatrogène des troubles sexuels n'est pas exclusivement une question de complications techniques ou d'effets secondaires hormonaux, mais dans une large mesure une **question d'attitude et de communication professionnelles**. Les interventions médicales, même si elles sont indiquées et réalisées avec succès, laissent des traces - non seulement dans les tissus, mais aussi dans le vécu.

4. Le modèle biopsychosocial en médecine sexuelle

Le **modèle biopsychosocial** est aujourd'hui considéré comme l'étalon-or internationalement reconnu pour expliquer, diagnostiquer et traiter des troubles de santé complexes - en particulier dans le domaine de la médecine sexuelle.

Il a été développé à l'origine par George L. Engel comme un contre-modèle aux concepts purement biomédicaux et s'est établi depuis comme un cadre de référence fondamental pour une pratique médicale centrée sur le patient, holistique et interdisciplinaire. Dans aucun autre domaine spécialisé, sa pertinence ne se manifeste de manière aussi impressionnante que dans le traitement des dysfonctionnements sexuels, car La sexualité est un phénomène hautement multidimensionnel qui ne peut pas être réduit aux seules fonctions organiques ou aux processus psychiques.

Le modèle biopsychosocial part du principe que **les facteurs biologiques, psychologiques et sociaux** n'agissent pas de manière isolée, mais qu'ils **sont en interaction constante les uns avec les autres**. La fonction sexuelle n'est donc ni l'expression exclusive d'un contrôle hormonal, ni le simple produit de processus psychodynamiques ou de normes sociales - il s'agit plutôt d'un **système intégratif** dans lequel les dimensions physiques, psychologiques et sociales sont imbriquées de manière complexe. Une perturbation à l'un de ces niveaux peut avoir des répercussions directes sur les autres - et inversement, un changement réussi à un niveau peut générer des rétroactions positives sur l'ensemble du système.

Niveau biologique

Au niveau biologique, ce sont entre autres des déséquilibres hormonaux (ex. une carence en testostérone, en œstrogènes ou en DHEA), des insuffisances vasculaires, des maladies neurologiques, des douleurs chroniques, des infections, des effets médicamenteux ou des modifications post-chirurgicales qui peuvent entraver la fonction sexuelle. Ces facteurs peuvent généralement être objectivés par des examens de laboratoire, des procédés d'imagerie ou des résultats cliniques - et constituent une base importante pour les réflexions sur le diagnostic différentiel.

Mais une perspective purement biologique est insuffisante : le simple rétablissement des conditions physiques - par exemple par une médication, une thérapie hormonale ou des corrections chirurgicales - ne conduit pas nécessairement à une amélioration de la qualité de vie sexuelle. Le succès thérapeutique dépend plutôt de la **capacité des personnes concernées à ressentir à nouveau leur corps comme plaisant, compétent et désirable** - et ceci est indissociable de la dimension psychique et sociale.

Niveau psychologique

Sur le plan psychologique, les modèles de pensée et de perception individuels, les états affectifs, les expériences relationnelles, les empreintes précoces et les conflits actuels sont au centre des préoccupations. Les dépressions, les angoisses, les traumatismes, la pression de la performance, les troubles de l'image corporelle ou les modèles relationnels inconscients peuvent entraver l'excitabilité sexuelle tout comme la capacité à s'abandonner, à être spontané ou à se percevoir avec plaisir. Ces troubles sont souvent invisibles, mais perceptibles - aussi bien dans le vécu individuel que dans la dynamique du couple.

A cela s'ajoute ce que l'on appelle **la scénarisation sexuelle** : Au cours de leur vie, les gens développent des représentations intériorisées de ce qui est considéré comme une sexualité "normale", de la manière dont elle devrait fonctionner, de ce qu'elle doit accomplir - et de la manière dont on "doit être" dans ce contexte. Ces scripts internes sont fortement influencés par la culture et sont souvent liés à la honte, à l'exigence de performance ou à la peur de l'échec. Une intervention thérapeutique au niveau psychologique exige donc plus qu'un diagnostic - elle demande **une compréhension de la signification biographique de la sexualité**, de ses fonctions symboliques et des dynamiques inconscientes qu'elle condense.

Niveau social

Au niveau social, les constellations relationnelles, les dynamiques de partenariat, les normes sociales, les attentes en matière de rôles, les empreintes familiales, l'identité culturelle et les conditions de vie économiques ont une influence sur le vécu sexuel. Les dysfonctionnements sexuels ne surviennent pas dans le vide - ils sont toujours **l'expression et le reflet de réalités sociales**. Celui qui ne se sent pas en sécurité, qui ne se sait pas accepté, qui est structurellement désavantagé, discriminé ou dévalorisé, ne peut pas vivre la sexualité librement, avec plaisir ou de manière autodéterminée.

Les aspects communicationnels sont également essentiels : de nombreux couples ne parlent pas ouvertement de leurs désirs sexuels, de leurs incertitudes ou de leurs problèmes. Les malentendus, les tabous, l'absence de langage ou les conflits de rôles peuvent conduire à une aliénation sexuelle sans qu'il y ait de corrélation organique. A l'inverse, une communication réussie, des fondements relationnels solides ou une réorganisation consciente de l'intimité commune peuvent avoir un effet curatif profond, indépendamment de la gravité de l'atteinte physique.

Pertinence pratique du modèle biopsychosocial

Une telle **approche intégrative** exige des praticiens non seulement des connaissances spécialisées à chaque niveau, mais aussi la capacité de **mettre ces niveaux en relation les uns avec les autres**. Dans la pratique, cela signifie : La médecine sexuelle exige une anamnèse structurée qui tienne compte à la fois des aspects physiques, psychiques et sociaux. Elle exige de la rigueur diagnostique, de la créativité thérapeutique et une coopération interprofessionnelle.

En particulier, l'**échange interdisciplinaire** entre la médecine générale, la gynécologie, l'urologie, l'andrologie, l'endocrinologie, la psychosomatique, la psychothérapie, la sexothérapie, le travail social et les soins est d'une importance capitale. Ce n'est que lorsque ces disciplines ne sont pas isolées, mais travaillent ensemble en dialogue, qu'une compréhension différenciée des dysfonctionnements sexuels peut voir le jour - et un plan de traitement qui tient compte de la complexité de la symptomatologie.

Un tel plan ne tient pas seulement compte des résultats organiques, mais aussi des significations subjectives, des dynamiques relationnelles, des valeurs et des contextes de vie. Il ne formule pas d'objectifs thérapeutiques rigides, mais développe **avec les personnes concernées** des étapes vers une expérience sexuelle à nouveau cohérente, autodéterminée et épanouissante.

En médecine sexuelle, le modèle biopsychosocial n'offre pas un complément méthodologique, mais le **cadre de référence structurant d'un traitement professionnel, humaniste et holistique**. Il reconnaît que la sexualité est plus qu'une fonction - à savoir l'expression de la réalité intérieure et extérieure de la vie. Une médecine sexuelle moderne et responsable doit répondre à cette exigence : avec professionnalisme, empathie, pensée interdisciplinaire - et avec la volonté de ne pas simplifier une réalité complexe, mais de la comprendre.

4.9 Bibliographie Chapitre 4

Bancroft, J. (2009). *La sexualité humaine et ses problèmes* (3e éd.). Edinburgh : Churchill Livingstone.

Basson, R. (2002). Dysfonctionnement sexuel des femmes : définitions révisées et élargies. *Journal de l'Association médicale canadienne, 166*(11), 1449-1457.

Clayton, A. H., & Balon, R. (2009). The impact of mental illness and psychotropic medications on sexual function : The evidence and management. *Journal of Sexual Medicine, 6*(5), 1200-1211. https://doi.org/10.1111/j.1743-6109.2009.01249.x

Corona, G., Lee, D. M., Forti, G., O'Connor, D. B., Maggi, M., & Wu, F. C. (2010). Changements liés à l'âge dans la santé générale et sexuelle des hommes d'âge moyen et plus âgés : résultats de l'étude européenne sur le vieillissement masculin (EMAS). *Journal of Sexual Medicine, 7*(4), 1362-1380. https://doi.org/10.1111/j.1743-6109.2009.01601.x

Derogatis, L. R., & Burnett, A. L. (2008). L'épidémiologie des dysfonctions sexuelles. *Journal of Sexual Medicine, 5*(2), 289-300. https://doi.org/10.1111/j.1743-6109.2007.00668.x

Graziottin, A. (2003). La base biologique des troubles de la douleur sexuelle chez la femme. *Journal of Endocrinological Investigation, 26*(3 Suppl), 115-121.

Kingsberg, S. A., & Woodard, T. (2015). Dysfonctionnement sexuel féminin : focus sur le faible désir. *Obstetrics and Gynecology, 125*(2), 477-486. https://doi.org/10.1097/AOG.0000000000000661

Laumann, E. O., Paik, A., & Rosen, R. C. (1999). Dysfonctionnement sexuel aux Etats-Unis : prévalence et prédicteurs. *Journal of the American Medical Association, 281*(6), 537-544. https://doi.org/10.1001/jama.281.6.537

Nicolosi, A., Laumann, E. O., Glasser, D. B., Moreira Jr, E. D., Paik, A., & Gingell, C. (2004). Sexual behavior and sexual dysfunctions after age 40 : The global study of sexual attitudes and behaviors. *Urology, 64*(5), 991-997. https://doi.org/10.1016/j.urology.2004.06.055

Reed, G. M., Drescher, J., Krueger, R. B., Atalla, E., Cochran, S. D., First, M. B., ... Saxena, S. (2016). Les troubles liés à la sexualité et à l'identité de genre dans la CIM-11 : Révision de la classification CIM-10 sur la base des preuves scientifiques actuelles et des meilleures pratiques cliniques. *World Psychiatry, 15*(3), 205-221. https://doi.org/10.1002/wps.20354

Segraves, R. T., & Balon, R. (2014). *Dysfonctionnements sexuels* (2nd ed.). Arlington, VA : American Psychiatric Publishing.

Simon, J. A. (2011). Identifier et traiter les dysfonctions sexuelles chez les femmes ménopausées : le rôle des androgènes. *Maturitas, 68*(3), 218-226. https://doi.org/10.1016/j.maturitas.2010.11.010

Wylie, K., & Rees, M. (2004). Prise en charge des dysfonctions sexuelles chez les femmes ménopausées. *Best Practice & Research Clinical Obstetrics & Gynaecology, 18*(1), 185-201. https://doi.org/10.1016/j.bpobgyn.2003.10.008

5. Diagnostic des dysfonctionnements sexuels

Le diagnostic des dysfonctionnements sexuels est une tâche à la fois exigeante et extrêmement sensible, qui va bien au-delà de la simple constatation de symptômes. Il nécessite non seulement un examen médical et psychologique précis, mais aussi une compréhension approfondie du vécu subjectif, de la dynamique relationnelle et des empreintes biographiques de la personne concernée. Un diagnostic professionnel tient compte aussi bien des résultats objectifs que des descriptions subjectives, est attentif aux signaux implicites et conçoit la sexualité comme une expression profondément personnelle de l'identité, de l'intimité et de la qualité de vie. Le diagnostic dans ce domaine implique donc toujours l'établissement d'une relation, une alliance thérapeutique et une attention aux limites, aux tabous et à la vulnérabilité émotionnelle.

5.1 Anamnèse : sexologique, psychologique, de partenariat

L'anamnèse approfondie est l'approche diagnostique centrale pour la détection des dysfonctionnements sexuels. Elle ne fournit pas seulement des informations sur les symptômes, mais constitue souvent en soi un processus thérapeutique. La manière dont l'entretien est mené, le fait que la personne concernée se sente comprise, prise au sérieux et non pas évaluée , détermine en grande partie la franchise avec laquelle elle peut aborder des sujets intimes.

L'anamnèse sexologique commence par une description précise des troubles sexuels. Il est ici essentiel de savoir quand le trouble est apparu pour la première fois, s'il est situationnel ou généralisé, s'il est continu ou épisodique et s'il est associé à une souffrance. Les questions portent sur le désir sexuel, l'excitabilité physique, l'expérience du plaisir, la capacité à atteindre l'orgasme, la présence de douleurs ainsi que l'évaluation subjective de la sexualité dans son ensemble.

La dimension psychologique comprend des questions sur les maladies psychiques actuelles et passées, notamment les dépressions, les troubles anxieux, les traumatismes ou les troubles alimentaires. L'estime de soi, l'image corporelle, la capacité à se détendre et le degré d'ambivalence intérieure vis-à-vis de la proximité et de la sexualité sont également des variables pertinentes. Les questions relatives aux violations des limites sexuelles, aux expériences d'abus ou aux situations honteuses, qui ne sont souvent pas spontanément rappelées ou nommées, mais qui nécessitent une conduite d'entretien empathique, revêtent en outre une importance particulière.

Au niveau du partenariat, les aspects tels que la proximité émotionnelle, la confiance, la capacité de communication, la résolution des conflits, l'interaction sexuelle, la répartition des rôles et les désirs mutuels sont mis en lumière. Il s'agit de déterminer si le trouble sexuel est l'expression d'un problème relationnel ou si, au contraire, il affecte l'équilibre du couple. Les liaisons, les désirs d'enfants non satisfaits, les asymétries de pouvoir ou les expériences antérieures de séparation peuvent également avoir un impact sur la dynamique sexuelle.

Enfin, la dimension biographique concerne l'ensemble du développement sexuel. Elle comprend la sexualité de la petite enfance, l'attitude des parents vis-à-vis de l'éducation sexuelle, les premiers contacts sexuels, les influences culturelles et religieuses, l'orientation sexuelle, les expériences de coming-out, les conflits moraux et l'importance personnelle de la sexualité dans sa propre conception de la vie.

L'anamnèse doit être menée de manière flexible, dans un esprit de dialogue et centrée sur la personne. Des guides standardisés peuvent être utiles, mais ne doivent pas être appliqués de manière rigide. Ce qui est décisif, c'est la capacité à donner de l'espace, à écouter entre les lignes et à rendre visibles les thèmes implicites.

5.2 Examen physique et diagnostic de laboratoire

L'examen physique sert à déterminer les causes organiques qui peuvent conditionner ou renforcer un dysfonctionnement sexuel. En fonction de la symptomatologie, est examiné par un médecin spécialisé, généralement en urologie, gynécologie ou endocrinologie.

Chez l'homme, le diagnostic physique comprend entre autres l'évaluation de la forme du pénis, des corps caverneux, du contenu scrotal (testicules, épididymes), de la prostate (palpation) et, le cas échéant, des glandes mammaires (indication de troubles endocriniens). On recherchera des modifications de la peau, des gonflements, des varicocèles, des signes hormonaux (p ex. gynécomastie, atrophie osseuse) ainsi que des modifications de la sensibilité.

Chez la femme, la vulve, le vagin, le clitoris, le périnée, le plancher pelvien et l'utérus sont évalués. Une attention particulière est accordée aux signes d'atrophie vaginale, aux rougeurs, aux infections, aux douleurs à la pression, aux cicatrices, au lichen scléreux ou aux modifications suspectes d'endométriose. L'évaluation du statut endocrinien général (glandes mammaires, pilosité corporelle, répartition de la graisse corporelle) fait également partie de l'examen de base.

Le diagnostic de laboratoire comprend une détermination des hormones pertinentes dans le sérum. Chez les hommes, il s'agit de la testostérone totale, de la testostérone libre, de la SHBG (globuline liant les hormones sexuelles), de la prolactine, de la LH, de la FSH, de la TSH et, dans certains cas, de l'œstradiol. Chez les femmes, l'estradiol, la progestérone, la testostérone, la LH, la FSH, la prolactine, la TSH et, le cas échéant, l'androstènedione et la DHEA-S sont mesurés en fonction de l'âge et de la phase du cycle. Le moment de la prise de sang (ex. phase du cycle, heure de la journée) est essentiel pour une interprétation correcte.

En outre, les paramètres métaboliques tels que la glycémie, l'HbA1c, le profil lipidique, les valeurs hépatiques et rénales ainsi qu'un statut en vitamine D doivent être relevés, en particulier en cas de constellations à risque. Les antécédents médicamenteux, les habitudes (alcool, nicotine, drogues) et les comorbidités (ex. hypertension, diabète, obésité) complètent le tableau somatique.

5.3 Questionnaires, échelles et méthodes psychométriques

Le diagnostic psychométrique offre des possibilités structurées de saisir systématiquement différents aspects de la sexualité. Il soutient l'anamnèse qualitative par des déclarations quantitatives qui peuvent également servir de paramètres d'évolution au cours de la thérapie.

Outre les instruments déjà mentionnés comme l'IIEF (International Index of Erectile Function), le FSFI (Female Sexual Function Index) ou le PEDT (Premature Ejaculation Diagnostic Tool), il existe de nombreuses échelles spécialisées pour différents groupes cibles et questions. Elles mesurent entre autres

- satisfaction sexuelle
- confiance en soi sexuelle
- désir sexuel
- Capacité orgasmique
- Satisfaction relationnelle
- cycles de réaction sexuelle
- anxiété sexuelle
- cognitions dysfonctionnelles

Ces instruments existent en différentes langues et versions, sont souvent standardisés et normalisés et peuvent être utilisés aussi bien de manière analogique que numérique. Dans la pratique thérapeutique, ils aident à rendre visibles les thèmes implicites, à structurer le vécu par le langage et à rendre les progrès documentables. Il est toutefois important qu'ils ne soient pas utilisés de manière mécanique, mais qu'ils soient toujours intégrés dans un entretien thérapeutique.

5.4 Imagerie et diagnostic fonctionnel

Les procédés d'imagerie sont utilisés lorsqu'une cause organique spécifique est suspectée, qui ne peut pas être suffisamment illustrée par un examen physique ou un diagnostic de laboratoire. L'échographie duplex à codage couleur du pénis permet de détecter les modèles de débit artériel et les mécanismes de drainage veineux. Elle est un instrument précieux, notamment en cas de dysfonction érectile d'origine vasculaire.

Chez les femmes, une échographie transvaginale peut donner des indications sur l'endométriose, les fibromes, les kystes ovariens ou des anomalies structurelles en rapport avec des douleurs ou une perte de libido. L'imagerie par résonance magnétique ou la tomodensitométrie sont des examens plutôt exceptionnels, mais permettent de poursuivre les investigations en cas d'anomalies neurologiques ou de troubles pelviens inexpliqués.

L'imagerie par résonance magnétique fonctionnelle est utilisée dans la recherche pour étudier les corrélats neuronaux de l'excitation sexuelle. Elle montre des activations dans des zones telles que l'hypothalamus, le noyau accumbens ou le cortex orbitofrontal. Elle n'a pas encore sa place dans la pratique, mais elle illustre le fondement neurobiologique de la sexualité.

En complément, il existe dans les établissements spécialisés des méthodes telles que la mesure de la tumorigénicité nocturne du pénis (TNP), qui permet de faire la distinction entre les troubles érectiles organiques et psychogènes, ainsi que des mesures EMG pour analyser le tonus du plancher pelvien en cas de vaginisme.

5.5 Diagnostic interdisciplinaire et approche multidimensionnelle

La prise en compte globale des dysfonctionnements sexuels ne peut se faire que dans le cadre d'une collaboration interdisciplinaire. La sexualité n'est pas une spécialité singulière, mais un thème transversal qui concerne à la fois l'urologie, la gynécologie, l'endocrinologie, la neurologie, la psychosomatique, la psychothérapie et la médecine sociale.

Dans la constellation idéale, les professionnels de différentes disciplines travaillent en étroite collaboration, échangent régulièrement et intègrent leurs perspectives dans une conception commune du cas. Celle-ci ne doit pas seulement tenir compte de l'aspect pathologique, mais aussi des parties saines, des ressources, des compétences et des souhaits de changement de la personne concernée. Le diagnostic ne s'arrête donc pas à la classification, mais constitue le point de départ d'une thérapie individualisée, sensible et efficace.

5.6 Bibliographie Chapitre 5

Association américaine d'urologie. (2020). *Guideline on the Management of Erectile Dysfunction*. Retrieved from https://www.auanet.org

Bancroft, J. (2009). *La sexualité humaine et ses problèmes* (3e éd.). Edinburgh : Churchill Livingstone.

Berner, M. M., Kriston, L., & Mergl, R. (2004). The Female Sexual Function Index : Transcultural adaptation and psychometric validation of a German version. *Journal of Sexual Medicine, 1*(2), 103-114. https://doi.org/10.1111/j.1743-6109.2004.10109.x

Clayton, A. H., Croft, H. A., & Handiwala, L. (2014). Antidépresseurs et dysfonctionnement sexuel : mécanismes et implications cliniques. *Postgraduate Medicine, 126*(2), 91-99. https://doi.org/10.3810/pgm.2014.03.2744

Derogatis, L. R., & Rosen, R. C. (2000). Évaluation des symptômes psychosexuels à l'âge du Viagra : pertinence de l'inventaire des fonctions sexuelles. *Urology, 56*(6), 902-907. https://doi.org/10.1016/S0090-4295(00)00862-0

Giuliano, F., & Rampin, O. (2004). Contrôle neuronal de l'érection. *Physiology & Behavior, 83*(2), 189-201. https://doi.org/10.1016/j.physbeh.2004.08.013

Heiman, J. R. (2002). Traitements psychologiques pour les dysfonctionnements sexuels féminins : sont-ils efficaces et avons-nous besoin d'eux ? *Archives of Sexual Behavior, 31*(5), 445-450. https://doi.org/10.1023/A:1019822503653

Kaplan, H. S. (1979). *Disorders of Sexual Desire and Other New Concepts and Techniques in Sex Therapy*. New York : Simon & Schuster.

McCabe, M. P., Sharlip, I. D., Lewis, R., Atalla, E., Balon, R., Fisher, A. D., ... & Segraves, R. T. (2016). Risk factors for sexual dysfunction among women and men : A consensus statement from the Fourth International Consultation on Sexual Medicine 2015. *Journal of Sexual Medicine, 13*(2), 153-167. https://doi.org/10.1016/j.jsxm.2015.12.019

Rosen, R. C., Cappelleri, J. C., Smith, M. D., Lipsky, J., & Peña, B. M. (1999). Development and evaluation of an abridged, 5-item version of the International Index of Erectile Function (IIEF-5) as a diagnostic tool for erectile dysfunction. *International Journal of Impotence Research, 11*(6), 319-326. https://doi.org/10.1038/sj.ijir.3900472

Sadovsky, R. (2005). Utilité clinique de l'inventaire des troubles érectiles de la satisfaction du traitement (EDITS). *Urology, 65*(2), 20-28. https://doi.org/10.1016/j.urology.2004.10.054

Simon, J. A., & Davis, S. R. (2017). Dysfonctionnement sexuel : une approche clinique. *Clinical Obstetrics and Gynecology, 60*(3), 548-563. https://doi.org/10.1097/GRF.0000000000000296

Wiegel, M., Meston, C., & Rosen, R. (2005). The Female Sexual Function Index (FSFI) : Cross-validation and development of clinical cutoff scores. *Journal of Sex & Marital Therapy, 31*(1), 1-20. https://doi.org/10.1080/00926230590475206

6. Effets des dysfonctionnements sexuels

Les dysfonctionnements sexuels ont des répercussions qui vont bien au-delà de l'interaction sexuelle et concernent des dimensions psychiques, somatiques, partenariales et sociales centrales de la vie humaine. La sexualité est plus qu'un processus physiologique ; elle est une expression profondément identitaire et structurante de la relation, de la vitalité, de l'efficacité personnelle et de l'intimité. Les troubles qui surviennent dans ce domaine sont par conséquent très profonds. Les effets peuvent être aigus ou chroniques, directs ou indirects, individuels ou systémiques - ils ne concernent pas seulement la personne concernée, mais aussi les partenaires, les structures familiales et les systèmes sociaux. L'objectif de ce chapitre est d'analyser de manière différenciée les différents niveaux d'impact et de les rendre compréhensibles dans leur interaction.

6.1 Impact sur la qualité de vie

L'une des principales conséquences des dysfonctionnements sexuels est la diminution de la qualité de vie perçue. De nombreuses études empiriques démontrent que la satisfaction sexuelle est un prédicteur pertinent du bien-être général, de l'état affectif positif et de la vitalité physique. L'expérience du plaisir, de l'excitation, de la proximité et de la satisfaction n'est pas seulement un événement physique, mais aussi un événement psychique profondément qui favorise les processus de régénération émotionnelle, la stabilisation du moi et l'engagement relationnel. Lorsque ce vécu est perturbé, cela peut se traduire par un sentiment diffus de vide, d'aliénation, d'irritabilité ou d'anhédonie.

Cette restriction est particulièrement grave lorsque la sexualité représentait auparavant une ressource importante pour l'estime de soi, la gestion du stress ou la stabilité du couple. La perte de cette ressource est vécue par de nombreuses personnes concernées comme une atteinte à leur propre intégrité. Le vécu de sa propre corporalité, de sa capacité relationnelle et de sa vivacité s'en trouve également durablement affecté. Les personnes souffrant de dysfonctionnement sexuel font souvent état d'une perte de spontanéité, de résonance émotionnelle et de la capacité à s'abandonner physiquement et psychiquement dans l'ici et maintenant.

Ces restrictions n'agissent pas de manière isolée, mais se répercutent sur d'autres domaines de la vie. Les performances, l'équilibre émotionnel, la confiance en soi professionnelle, l'ouverture sociale et même la créativité peuvent être influencés négativement par la frustration persistante dans le domaine sexuel. Cela explique pourquoi de nombreux patients se présentent à la consultation de sexologie non pas en premier lieu avec le symptôme sexuel, mais avec des séquelles telles que l'épuisement, l'irritabilité, les troubles du sommeil ou les troubles psychosomatiques.

6.2 Conséquences psychologiques : Honte, culpabilité, dépression, anxiété

Les réactions émotionnelles aux dysfonctionnements sexuels sont aussi individuelles que profondes. Les sentiments de honte, fondés sur la conviction implicite de ne pas être "normal", "correct" ou "suffisant", sont particulièrement fréquents. Ces sentiments naissent sur fond de normes sociales intériorisées, d'attentes culturelles en matière de rôles et d'empreintes de la petite enfance, qui associent la sexualité à la performance, à l'attractivité ou à la reconnaissance sociale. La personne concernée se vit alors non seulement comme "dérangée", mais aussi comme endommagée existentiellement ou comme ayant moins de valeur.

Les sentiments de honte conduisent souvent au repli sur soi, à l'évitement de l'intimité, à l'interruption des contacts sexuels ou à la simulation de l'excitation et de la satisfaction sexuelles. Il en résulte souvent une double vie entre le fonctionnement extérieur et la douleur intérieure. De nombreuses personnes concernées décrivent un sentiment "d'absence intérieure" pendant les actes sexuels ou le vécu de la sexualité comme un processus mécanique, déterminé par autrui. Cela peut par la suite conduire à une aliénation de son propre corps, à des états dissociatifs ou à une dépression.

Les réactions dépressives sont particulièrement fréquentes chez les personnes dont l'identité sexuelle est étroitement liée à l'estime de soi ou qui se trouvent dans une phase de leur vie où d'autres ressources - telles que la stabilité professionnelle ou les réseaux sociaux - ne sont pas disponibles . Le trouble sexuel devient alors le code d'un sentiment de vie plus large d'inutilité, de manque d'amour ou d'absence de perspectives. La frustration persistante, la peur de la prochaine rencontre sexuelle, la perte de joie de vivre et l'isolement social croissant constituent un terrain propice à des humeurs dépressives, voire à des épisodes dépressifs graves.

L'anxiété joue également un rôle central, à la fois comme cause et comme conséquence des troubles sexuels. L'anxiété liée à la performance est particulièrement fréquente et se traduit par une pression interne accrue, un comportement de contrôle obsessionnel ou des symptômes de surexcitation végétative. Les hommes souffrant de troubles de l'érection rapportent souvent le sentiment d'être en "mode test", où chaque contact sexuel devient la preuve de leur propre échec. Les femmes souffrant de troubles de l'excitation ou de douleurs lors des rapports sexuels développent souvent une peur anticipatoire de la douleur, du rejet ou de l'agression. Ces peurs peuvent devenir autonomes et se manifester sous forme de phobies, d'anxiété généralisée ou de troubles paniques.

6.3 Effets sur le partenariat et les relations sociales

Les dysfonctionnements sexuels ont un impact direct sur l'interaction entre les partenaires. Pour de nombreux couples, la sexualité est une expression centrale de la proximité émotionnelle, de l'estime mutuelle et de la tension érotique. Lorsque ce domaine est perturbé, l'équilibre émotionnel de la relation est souvent modifié. La proximité est évitée, les contacts ne se font pas, les conversations se taisent - par peur d'aborder le sujet ou de raviver d'anciens conflits. Il peut en résulter des malentendus, des reproches ou une aliénation émotionnelle.

Le partenaire non concerné se sent souvent rejeté, déstabilisé ou non désiré. Il peut en résulter des vexations secondaires, de la jalousie ou une distance émotionnelle. Le partenaire concerné souffre quant à lui de sentiments de culpabilité, de peur de l'échec ou de la crainte permanente de ne pas répondre aux attentes. Il n'est pas rare que cette dynamique conduise à un cercle vicieux d'évitement, de frustration et de résignation. Dans de nombreux cas, le thème de la sexualité est complètement exclu de la relation de couple, ce qui conduit à une aliénation non seulement sur le plan érotique, mais aussi sur le plan émotionnel.

Dans leurs relations sociales, de nombreuses personnes concernées connaissent également des restrictions. Le retrait des conversations sur sexualité, l'évitement de la proximité physique, le fait de ressentir sa propre sexualité comme "déficiente" ou "gênante" conduisent souvent à un isolement qui devient chronique au fil des années. C'est surtout dans les contextes où la sexualité est idéalisée comme symbole de vitalité, de succès ou d'attractivité - par exemple dans les réseaux sociaux ou chez les plus jeunes - que survient un stress supplémentaire.

6.4 Stigmatisation socioculturelle et isolement

Le tabou social qui entoure les dysfonctionnements sexuels est l'un des principaux obstacles à une approche précoce, ouverte et constructive du sujet. Alors que la sexualité est omniprésente dans l'espace public - que ce soit dans les médias, la publicité ou l'autopromotion numérique -, parler de troubles dans le domaine de la sexualité reste souvent synonyme de honte, de silence ou de pathologisation. Les personnes concernées ne se sentent pas vues, pas représentées ou même honteuses. Ce décalage entre l'hypersexualisation publique et l'expérience individuelle de l'insécurité sexuelle génère une double blessure : l'atteinte réelle et l'invisibilité sociale.

Cela est particulièrement problématique dans les cultures ou les milieux où la sexualité est liée à la normativité, à la performance ou aux stéréotypes de genre. Les hommes vivent souvent leur sexualité comme l'expression de leur puissance, de leur pouvoir d'action et de leur maîtrise de soi. Dans ce contexte, un dysfonctionnement érectile n'est pas perçu comme un événement médical, mais comme un événement menaçant l'identité. Les femmes, quant à elles, sont souvent éduquées soit pour refuser le plaisir, soit pour être disponibles sexuellement, ce qui peut conduire à associer le plaisir sexuel à la culpabilité, à la dépendance ou à la perte de contrôle. Ces conflits internes rendent non seulement difficile l'expérience de la sexualité, mais aussi l'accès à l'aide, qui est perçue comme une mise à nu.

6.5 Conséquences secondaires sur la santé

Les dysfonctionnements sexuels peuvent s'accompagner d'une multitude de symptômes physiques. Ceux-ci vont des symptômes végétatifs tels que les troubles du sommeil, l'épuisement et les problèmes de concentration aux troubles psychosomatiques tels que le côlon irritable, les céphalées de tension ou les syndromes douloureux chroniques. Le lien psychophysiologique entre la frustration sexuelle et le malaise physique est complexe, mais bien documenté. Dans de nombreux cas, un schéma corporel généralisé se développe, caractérisé par la tension, le contrôle et le blocage interne.

En particulier chez les personnes âgées, chez les personnes souffrant de maladies chroniques ou après des interventions chirurgicales dans la région urogénitale, la combinaison de restrictions somatiques, de charges psychiques et de dysfonctionnements sexuels entraîne une réduction considérable de la qualité de vie. Le manque de thématisation de cette problématique consécutive dans le quotidien clinique fait que de nombreuses personnes concernées se sentent abandonnées avec leur problème.

Il existe en outre des interactions avec l'observance du traitement médical. Les patients qui souffrent d'effets secondaires sexuels dus aux médicaments arrêtent plus souvent leur traitement de leur propre chef, ce qui complique considérablement le traitement d'autres maladies de base. La décision d'opter ou non pour certains traitements - par exemple en cas de cancer de la prostate ou de tumeurs hormonodépendantes - est également influencée de manière déterminante par la peur de perdre sa fonction sexuelle.

6.6 Bibliographie Chapitre 6

Bancroft, J. (2009). *La sexualité humaine et ses problèmes* (3e éd.). Edinburgh : Churchill Livingstone.

Basson, R. (2001). Cycles de réponse sexuelle humaine. *Journal of Sex & Marital Therapy, 27*(1), 33-43. https://doi.org/10.1080/00926230152035831

Clayton, A. H., & Balon, R. (2009). Le dysfonctionnement sexuel. In P. Ruiz & E. F. Strain (Eds.), *Lowinson and Ruiz's Substance Abuse : A Comprehensive Textbook* (5th ed., pp. 768-783). Philadelphie : Lippincott Williams & Wilkins.

Derogatis, L. R., & Burnett, A. L. (2008). L'épidémiologie des dysfonctions sexuelles. *Journal of Sexual Medicine, 5*(2), 289-300. https://doi.org/10.1111/j.1743-6109.2007.00668.x

Graziottin, A. (2003). L'impact du dysfonctionnement sexuel sur la qualité de vie. *Journal of Sex & Marital Therapy, 29*(1), 29-34. https://doi.org/10.1080/00926230390154872

Heiman, J. R., & Maravilla, K. R. (2008). Dysfonctionnement sexuel féminin : imagerie et perspectives cliniques. *Annual Review of Sex Research, 19*, 122-148. https://doi.org/10.1080/10532528.2008.10559836

Kingsberg, S. A., & Woodard, T. (2015). Dysfonctionnement sexuel féminin : focus sur le faible désir. *Obstetrics and Gynecology, 125*(2), 477-486. https://doi.org/10.1097/AOG.0000000000000661

Laumann, E. O., Nicolosi, A., Glasser, D. B., Paik, A., Gingell, C., Moreira Jr, E., & Wang, T. (2005). Problèmes sexuels chez les femmes et les hommes âgés de 40 à 80 ans : prévalence et corrélations identifiées dans l'étude globale des attitudes et des comportements sexuels. *International Journal of Impotence Research, 17*(1), 39-57. https://doi.org/10.1038/sj.ijir.3901250

McCabe, M. P., Sharlip, I. D., Atalla, E., Balon, R., Fisher, A. D., Laumann, E., Lee, S. W., & Segraves, R. T. (2016).

Risk factors for sexual dysfunction among women and men : A consensus statement from the Fourth International Consultation on Sexual Medicine 2015. *Journal of Sexual Medicine, 13*(2), 153-167. https://doi.org/10.1016/j.jsxm.2015.12.019

Meston, C. M., & Brotto, L. A. (2010). The impact of aging on sexual function and sexual disorders. *Journal of Sexual Medicine, 7*(1), 5-9. https://doi.org/10.1111/j.1743-6109.2009.01561.x

Nusbaum, M. R. H., Hamilton, C. D., Lenahan, P., & Ferrante, J. (2004). The high prevalence of sexual concerns among women seeking routine gynecologic care. *Journal of Family Practice, 53*(8), 690-694.

Reissing, E. D., Binik, Y. M., Khalifé, S., Cohen, D., & Amsel, R. (2004). Etiological correlates of vaginism : Sexual and physical abuse, sexual knowledge, sexual self-schema, and relationship adjustment. *Journal of Sex & Marital Therapy, 30*(1), 47-59. https://doi.org/10.1080/00926230490247456

Tiefer, L. (2001). Un nouveau regard sur les problèmes sexuels des femmes. *Journal of Sex & Marital Therapy, 27*(2), 125-139. https://doi.org/10.1080/00926230152035831

Wylie, K., & Rees, M. (2004). Prise en charge des dysfonctions sexuelles chez les femmes ménopausées. *Best Practice*

& Research Clinical Obstetrics & Gynaecology, 18(1), 185-201. https://doi.org/10.1016/j.bpobgyn.2003.10.008

7. Les méthodes classiques de traitement des dysfonctionnements sexuels

Le traitement des dysfonctionnements sexuels s'est développé au fil des décennies à partir d'une multitude d'approches médicales, psychothérapeutiques et orientées vers le conseil. Les méthodes de traitement classiques constituent toujours la base de nombreux concepts de sexothérapie et se trouvent au début de tout plan thérapeutique différencié. Elles comprennent aussi bien des méthodes somatiques et médicales que des méthodes psychothérapeutiques et comportementales, le choix et la combinaison des méthodes devant toujours être effectués individuellement. Il est fondamental de comprendre qu'aucune méthode de traitement n'est efficace de manière isolée et universelle, mais qu'elle doit toujours être intégrée dans le contexte de la problématique spécifique, de la biographie de la personne concernée et de la dynamique de la relation en question. Les méthodes classiques se distinguent par leur efficacité empiriquement prouvée, leur bonne intégration dans les systèmes de soins existants et leur mise en œuvre souvent standardisée.

7.1 Traitement médical : pharmacothérapie et hormonothérapie

La thérapie médicale des dysfonctionnements sexuels s'oriente en premier lieu sur la **base somatique du**

trouble. Elle intervient lorsqu'il est prouvé que des facteurs organiques, hormonaux ou neurovasculaires contribuent à limiter la réactivité sexuelle. La médecine sexuelle moderne dispose à cet effet d'une série de classes de substances fondées sur l'évidence, qui peuvent aussi bien favoriser l'excitabilité physiologique que compenser les déficits hormonaux. L'objectif n'est pas seulement de rétablir la fonction génitale, mais aussi d'**améliorer la qualité de vie sexuelle**, l'image de soi et l'intimité du couple.

Traitement pharmacologique chez les hommes

L'indication la plus fréquente d'un traitement médicamenteux chez les hommes est la **dysfonction érectile**. Dans ce cas, les **inhibiteurs de la phosphodiestérase 5 (PDE-5)** sont considérés comme le premier choix. Cette classe de substances comprend

- **Sildénafil**
- **Tadalafil**
- **Vardenafil**
- **Avanafil**

Ces médicaments déploient leurs effets en **renforçant la voie de signalisation médiée par le monoxyde d'azote (NO)** dans le corps caverneux. Le NO entraîne la libération de guanosine monophosphate cyclique (cGMP), qui permet un relâchement des muscles lisses et ainsi une meilleure circulation sanguine dans les corps caverneux. Les inhibiteurs de la PDE-5 inhibent la dégradation du GMPc, prolongeant ainsi l'effet vasodilatateur et facilitant l'érection qui dépend de la stimulation sexuelle.

L'**efficacité des inhibiteurs de la PDE-5** a été prouvée par un grand nombre d'études randomisées et contrôlées par placebo. Ils sont considérés comme bien tolérés et permettent une amélioration significative de la fonction érectile chez la majorité des patients. Il existe des différences en termes de début d'action, de durée d'action et de tolérance - le tadalafil, par exemple, agit jusqu'à 36 heures, tandis que le sildénafil a une demi-vie plus courte. Les effets indésirables tels que maux de tête, flush, congestion nasale ou troubles dyspeptiques sont généralement légers et dépendent de la dose.

Les contre-indications concernent surtout la prise simultanée de **préparations contenant des nitrates** ou les **maladies cardiovasculaires instables**, car la vasodilatation peut entraîner des chutes de tension potentiellement dangereuses. Un examen cardiologique minutieux est donc indispensable, en particulier chez les patients âgés ou en cas de comorbidité multiple.

Thérapies hormonales chez les hommes

La **thérapie de substitution de la testostérone (TRT) est** une autre approche médicamenteuse bien établie. Elle est indiquée en cas de déficit en testostérone cliniquement significatif (par en cas d'hypogonadisme primaire ou secondaire), accompagné de symptômes tels que perte de libido, troubles de l'érection, manque d'énergie, sautes d'humeur et diminution de la force musculaire.

La thérapie à la testostérone peut prendre différentes formes d'application :

- **Injections intramusculaires** (énanthate ou undécanoate de testostérone sous forme de dépôt)
- **Gels ou patchs transdermiques**
- **Gélules orales** (moins fréquentes, en raison de la résorption variable)

L'efficacité en termes de libido, de capacité d'érection, de bien-être général et de composition corporelle est bien démontrée dans les études, à condition que l'indication soit correctement posée. Le TRT nécessite toutefois **des contrôles réguliers en laboratoire** (testostérone totale, testostérone libre, PSA, hématocrite, bilan hépatique) ainsi qu'une **évaluation** différenciée **des risques et des bénéfices**. Les risques comprennent entre autres une **hyperplasie de la prostate**, une promotion potentielle des cancers de la prostate existants, **une polyglobulie** due à une augmentation de l'hématocrite, ainsi que de rares **incidents cardiovasculaires**.

La thérapie ne devrait **pas être une mesure de style de vie**, mais exclusivement en cas de carence avérée et de charge symptomatique. Une prescription trop libérale sans contrôle à long terme est à rejeter du point de vue de la médecine sexuelle et de l'endocrinologie.

Thérapie pharmacologique et hormonale chez les femmes

Chez les femmes aussi, les approches médicamenteuses peuvent être utiles pour traiter les dysfonctionnements sexuels - en particulier dans le contexte de changements hormonaux ou de modifications gynécologiques. Les indications les plus fréquentes concernent

- **Manque de libido** en péri- ou post-ménopause
- **Atrophie vaginale** avec dyspareunie
- **troubles de l'excitation ou de l'orgasme liés à une carence hormonale**

Pour traiter l'**atrophie vaginale** due à la chute des œstrogènes postménopausiques, on utilise **des thérapies œstrogéniques locales** sous forme de crèmes, de comprimés ou de suppositoires vaginaux. Ils améliorent l'épaisseur de la muqueuse, la circulation sanguine, le pH et la lubrification et entraînent souvent une réduction significative des douleurs lors des rapports sexuels. Comme l'absorption systémique est faible, ces préparations sont considérées comme sûres, même chez les patientes âgées.

Pour les femmes souffrant **d'une baisse de la libido** dans le cadre d'un changement hormonal, un **traitement à la testostérone à faible dose** peut s'avérer utile. De nombreuses études montrent des effets positifs sur le désir sexuel, l'excitabilité et la capacité orgasmique - en particulier chez les femmes ayant eu une vie sexuelle active auparavant et subissant des changements hormonaux. Le dosage se fait généralement sous forme de gels transdermiques à très faible concentration. Un contrôle minutieux des **effets secondaires androgènes** tels que l'acné, l'hirsutisme ou les modifications de la voix est indispensable.

Approches pharmacologiques spécifiques

Chez les hommes souffrant **d'éjaculation précoce** (Ejaculatio praecox), **les inhibiteurs de la recapture de la sérotonine (ISRS)** se sont révélés efficaces à faible dose. Des préparations telles que la dapoxétine (autorisée en tant que traitement à la demande) ou l'administration off-label de paroxétine, de sertraline ou de fluoxétine prolongent le temps de latence intravaginale en augmentant l'inhibition sérotoninergique du réflexe éjaculatoire.

Ces préparations peuvent être administrées aussi bien en tant que **médicament à la demande** (environ 1 à 3 heures avant le rapport sexuel) qu'en **traitement continu à faible dose**. Les effets secondaires sont généralement légers, mais il convient de vérifier la tolérance individuelle.

En cas de **trouble du désir sexuel hypoactif (HSDD)** chez la femme, des substances telles que **la flibansérine** (préparation modulatrice sérotoninergique à action centrale) ou **le bremélanotide** (agoniste des récepteurs de la mélanocortine) ont été étudiées et partiellement autorisées au cours des dernières années. Leur effet est modéré, leur acceptation et leur utilisation limitées en raison des effets secondaires, des coûts et du débat de société sur la "pharmacologisation du plaisir féminin".

Psychotropes et sexualité

Un aspect important est la prise en compte des **effets secondaires sexuels des médicaments psychotropes**. De nombreux antidépresseurs, neuroleptiques, antiépileptiques ou benzodiazépines ont un effet inhibiteur sur la sexualité - soit par blocage de la dopamine, soit par inhibition sérotoninergique, soit par des effets secondaires hormonaux. Un choix conscient de préparations psychotropes ayant le moins d'effets possibles sur la fonction sexuelle - par exemple en utilisant le bupropion, la mirtazapine ou l'agomélatine - peut aider dans de nombreux cas à concilier l'effet thérapeutique et l'intégrité sexuelle.

Le traitement médical des dysfonctionnements sexuels offre une multitude de possibilités d'interventions pharmacologiques et hormonales qui, dans de nombreux cas, peuvent conduire à une amélioration significative de la fonction sexuelle et de la qualité de vie. Les conditions préalables sont toutefois une **pose soigneuse de l'indication**, une **évaluation individuelle des risques**, un **suivi médical continu** et - last but not least - **l'intégration de la thérapie médicale dans un concept de traitement biopsychosocial global**. Car même la substance la plus efficace ne déploie son potentiel que si elle est intégrée dans un climat thérapeutique d'information, de confiance et de communication partenariale.

7.2 Techniques de thérapie comportementale

La thérapie comportementale est considérée comme l'une des méthodes psychothérapeutiques les plus classiques et les plus utilisées pour traiter les dysfonctionnements sexuels. Sa force réside dans le **travail concret, basé sur l'expérience, sur le comportement observable**, sur les modèles de stimulus-réponse, sur les stratégies d'évitement apprises et sur les distorsions cognitives qui peuvent limiter ou bloquer l'expérience sexuelle. La thérapie comportementale ne considère pas le comportement sexuel comme une caractéristique statique, mais comme un **modèle d'interaction modifiable** qui est façonné par l'apprentissage, la répétition, les attentes et les influences situationnelles - et qui peut donc aussi être modifié de manière ciblée.

Les hypothèses de base centrales de la thérapie sexuelle comportementale sont les suivantes :

- **La sexualité est apprise et peut être apprise.**

- **Les troubles sexuels sont souvent la conséquence d'un apprentissage dysfonctionnel, d'expériences négatives ou d'attentes inadéquates.**

- **Des exercices systématiques, le contrôle des stimuli, la restructuration cognitive et la communication entre partenaires permettent d'améliorer l'expérience sexuelle.**

Programme Sensate-Focus selon Masters et Johnson

La méthode de thérapie comportementale la plus connue au niveau international pour le traitement des dysfonctionnements sexuels est le **programme Sensate-Focus** développé par **William Masters et Virginia Johnson** dans les années 1960. Ce modèle structuré par étapes repose sur l'idée que la pression de la performance sexuelle, l'orientation vers un objectif et la peur de l'échec sont des facteurs centraux inhibiteurs de l'expérience sexuelle. Grâce à une **ré-approche progressive et** consciente **de la proximité physique**, doit retrouver l'accès à des expériences corporelles agréables, spontanées et non guidées par des attentes.

Dans la première phase, les partenaires se touchent exclusivement de manière non génitale, sans intention de stimulation sexuelle ou de pénétration. Il s'agit de percevoir la température, la texture, la pression, la proximité et la réaction. Ce n'est que dans les phases ultérieures que les caresses génitales, la stimulation orale et enfin les rencontres coïtales sont introduites, accompagnées à chaque fois d'instructions, de réflexion et de feedback. L'accent n'est **pas mis sur la fonction sexuelle, mais sur la conscience du corps, l'attention et le lien émotionnel**. La méthode convient aussi bien en cas de manque de désir, de troubles de l'excitation, de troubles de l'orgasme que de processus d'aliénation dans le couple.

Technique "Stop-Start" en cas d'éjaculation précoce

Chez les hommes souffrant d'éjaculation précoce, la **technique** dite **"stop start"**, qui vise à l'auto-observation sexuelle, à la différenciation des stimuli et à l'inhibition des réactions, a fait ses preuves. Le patient - soit seul, soit avec son partenaire - est guidé pour augmenter l'excitation sexuelle jusqu'à un point proche de l'inévitabilité de l'éjaculation, puis **pour interrompre la stimulation** jusqu'à ce que le niveau d'excitation redescende. Cette procédure est répétée pendant plusieurs semaines et devrait améliorer à long terme le contrôle du réflexe éjaculatoire.

La méthode se base sur les principes théoriques d'apprentissage du **conditionnement classique et opérant** : l'excitation sexuelle est dissociée de l'éjaculation réflexe et transformée en un processus influençable par la volonté grâce à un apprentissage répété et différencié des réactions.

Dans la pratique, il faut faire preuve de patience, d'entraînement et d'ouverture, le processus thérapeutique prenant également en compte des thèmes émotionnels tels que l'anxiété de performance, l'estime de soi ou la dynamique relationnelle.

Désensibilisation systématique en cas d'anxiété sexuelle

Un autre instrument central de la thérapie sexuelle comportementale est la **désensibilisation systématique** - une méthode de traitement des **peurs, des phobies ou des réactions aversives à connotation sexuelle**. La méthode est basée sur le principe du **contre-conditionnement**, qui consiste à associer des stimuli anxiogènes à des réactions de relaxation. Le patient établit d'abord une hiérarchie individuelle de ses peurs - par exemple de l'idée de se montrer nu à celle d'avoir des rapports sexuels - et est ensuite progressivement confronté à ces scénarios, d'abord en imagination, puis en réalité, accompagnés de techniques de relaxation comme la relaxation musculaire progressive ou le travail sur la respiration.

Cette méthode est particulièrement adaptée aux personnes souffrant d'aversion sexuelle, de réactions post-traumatiques, de peur du contact, de vaginisme ou d'inhibition sexuelle généralisée. L'objectif est de permettre une **réévaluation émotionnelle des stimuli sexuels** et de remplacer les comportements d'évitement par une expérience contrôlée et positive.

Restructuration cognitive

Les méthodes de thérapie comportementale sont aujourd'hui presque toujours complétées par **des interventions cognitives**. Il s'agit d'identifier, de vérifier et de modifier les **schémas de pensée dysfonctionnels et les croyances irrationnelles** en rapport avec la sexualité. Les thèmes les plus fréquents sont

- "Je dois toujours fonctionner".
- "Si je n'ai pas d'orgasme, le sexe est un échec".
- "Je ne suis pas assez attirante pour mon partenaire".
- "Le sexe doit être spontané et parfait".

De telles pensées génèrent de la pression, de la honte, la peur de l'échec et une perception négative de soi. Dans la restructuration cognitive, ces croyances sont rendues conscientes, remises en question et **remplacées par des pensées conformes à la réalité, acceptantes et soucieuses de soi**. Ce processus est soutenu par la réflexion, le travail dans un journal, les techniques de dialogue ou la réattribution ciblée.

Implication du partenaire

Un élément central de la thérapie sexuelle comportementale est l'**implication du ou de la partenaire**, pour autant qu'une relation existe. Étant donné que de nombreux troubles sexuels prennent racine dans l'interaction - par exemple en raison de problèmes de communication, d'asymétries de pouvoir, de conflits non exprimés ou de mauvaises interprétations mutuelles -, une **perspective dyadique** est indispensable. Le travail en commun peut aider à clarifier les malentendus, à rétablir la proximité émotionnelle et à développer de nouvelles formes de rencontres sexuelles.

Le travail de couple orienté vers la thérapie comportementale comprend par exemple l'entraînement à la communication entre partenaires, l'apprentissage de nouveaux modèles de réaction, des jeux de rôle, des exercices physiques communs ou l'élaboration d'un "nouveau départ sexuel".

Cette approche est particulièrement utile pour les **couples de longue date** chez qui la monotonie sexuelle, le repli sur soi ou les conflits se sont chronicisés.

La thérapie comportementale offre une large palette de méthodes bien structurées et scientifiquement fondées pour le traitement des dysfonctionnements sexuels. Sa force réside dans son **applicabilité concrète**, la possibilité de **s'observer sur**, l'exercice de **modèles d'action alternatifs** et la promotion de **la sécurité émotionnelle**. En associant l'expérience corporelle, la réflexion cognitive et l'interaction partenariale, elle permet à de nombreux patients d'**accéder durablement à une sexualité plaisante, autodéterminée et épanouie.**

7.3 Thérapie de couple et entretiens sexothérapeutiques

Comme de nombreux dysfonctionnements sexuels sont ancrés dans une dynamique interpersonnelle, le travail avec le couple est un élément central des méthodes de traitement classiques. La thérapie de couple vise à rendre visibles et à transformer les modèles de communication, les enchevêtrements émotionnels, les asymétries de pouvoir et les besoins non exprimés. Le trouble sexuel n'est pas traité de manière isolée, mais considéré comme le symptôme d'une organisation relationnelle perturbée. L'accent est mis sur le rétablissement de la confiance, la promotion de la proximité émotionnelle et l'examen des conflits non exprimés.

Les entretiens sexothérapeutiques peuvent avoir lieu dans un contexte individuel ou de couple. Ils offrent un espace de réflexion protégé sur les attentes, les fantasmes, les peurs, les limites et les besoins. Le langage lui-même devient alors un moyen thérapeutique qui aide à réduire la honte, à surmonter le mutisme et à se sentir à nouveau sujet sexuel. De nombreuses personnes n'ont jamais appris à parler de leur sexualité, que ce soit dans un sens positif ou problématique. Le dialogue thérapeutique permet de développer de nouveaux accès linguistiques et émotionnels à soi-même et à l'autre.

Les contenus de tels entretiens sont souvent : l'histoire de la sexualité dans la relation, la définition de l'intimité, la gestion des conflits, les modèles de rôles, les scénarios sexuels, les règles de la relation et la question de la place de la sexualité dans la vie quotidienne. Les entretiens aident également à développer des attentes réalistes, à réduire la pression et à trouver des solutions créatives pour redonner de l'espace à la proximité, au plaisir et à l'estime mutuelle - même en cas de limitations physiques existantes.

7.4 Education, éducation sexuelle et conseil

Un élément souvent sous-estimé, mais central, du traitement classique est la composante éducative. De nombreux problèmes sexuels ne sont pas dus à des états pathologiques, mais à un manque de connaissances, à des hypothèses erronées ou à l'absence de modèles d'une sexualité épanouie. L'éducation sur la diversité des formes d'expression sexuelle, sur les changements normaux liés à l'âge, sur les modes de réaction physiologiques et sur l'influence du mode de vie, de la maladie ou des médicaments est donc une composante élémentaire de tout traitement.

L'éducation peut prendre la forme d'entretiens individuels, d'offres de groupe, de conseils bibliographiques ou de recommandations médiatiques. Il est important de donner des informations adaptées à chaque individu, de tenir compte du contexte culturel et de ne pas donner de leçons normatives. Un conseil sexologique de qualité éclaire sans pathologiser, oriente sans juger et ouvre de nouvelles possibilités sans exercer de pression.

Le conseil revêt une importance particulière pour les personnes atteintes de maladies chroniques, de handicaps ou ayant subi des interventions chirurgicales. Dans ce cas, la redéfinition de la sexualité, la prise en compte de formes d'intimité non génitales ou l'utilisation de moyens auxiliaires peuvent aider à vivre à nouveau la sexualité comme une ressource positive.

7.5 Indication et limites des méthodes classiques

Les méthodes classiques de traitement des dysfonctionnements sexuels sont efficaces dans de nombreux cas, bien éprouvées et disponibles dans des programmes standardisés. Néanmoins, elles ont aussi leurs limites. Tous les troubles ne peuvent pas être entièrement résolus par des exercices de thérapie comportementale ou des interventions médicamenteuses. Des structures de personnalité profondes, des conflits inconscients, des traumatismes graves ou des maladies somatiques sous-jacentes complexes nécessitent souvent un accompagnement thérapeutique ou médical supplémentaire.

De plus, le succès des méthodes classiques dépend essentiellement de la motivation, de la dynamique relationnelle et de l'environnement psychosocial de la personne concernée. Une patiente qui n'a jamais appris à se percevoir comme un être sexuel ne pourra pas construire une identité sexuelle stable avec un seul programme Sensate Focus. Un couple qui ne partage plus de proximité physique depuis des années ne pourra pas retrouver une sexualité épanouie uniquement grâce à des instructions sur le toucher. Les méthodes classiques sont efficaces - mais elles ne sont pas des recettes miracles. Elles nécessitent une application empathique, une adaptation à la réalité de vie des personnes concernées et une intégration plus profonde dans des concepts de traitement plus globaux.

7.6 Bibliographie Chapitre 7

Association américaine d'urologie. (2020). *Guideline on the Management of Erectile Dysfunction*. Retrieved from https://www.auanet.org

Bancroft, J. (2009). *La sexualité humaine et ses problèmes* (3e éd.). Edinburgh : Churchill Livingstone.

Basson, R. (2005). Dysfonctionnement sexuel des femmes : définitions révisées et élargies. *Association médicale canadienne Journal, 172*(10), 1327-1333. https://doi.org/10.1503/cmaj.1020174

Derogatis, L. R., & Burnett, A. L. (2008). L'épidémiologie des dysfonctions sexuelles. *Journal of Sexual Medicine, 5*(2), 289-300. https://doi.org/10.1111/j.1743-6109.2007.00668.x

Heiman, J. R., & LoPiccolo, J. (1988). *Becoming Orgasmic : A Sexual and Personal Growth Program for Women* (rev. ed.). New York : Simon & Schuster.

Kaplan, H. S. (1974). *The New Sex Therapy : Active Treatment of Sexual Dysfunctions (La nouvelle thérapie sexuelle : traitement actif des dysfonctionnements sexuels)*. New York : Brunner/Mazel.

Laumann, E. O., Paik, A., & Rosen, R. C. (1999). Dysfonctionnement sexuel aux Etats-Unis : prévalence et prédicteurs. *Journal of the American Medical Association, 281*(6), 537-544. https://doi.org/10.1001/jama.281.6.537

Masters, W. H., & Johnson, V. E. (1970). *Inadéquation sexuelle humaine*. Boston : Little, Brown and Company.

McCabe, M. P., & Connaughton, C. (2014). Facteurs psychosociaux associés au dysfonctionnement sexuel masculin : le rôle de la dépression, de l'anxiété et du stress. *Journal of Sex Research, 51*(2), 152-159. https://doi.org/10.1080/00224499.2012.716874

McCarthy, B. W., & McCarthy, E. J. (2003). Stratégies et techniques de la thérapie sexuelle brève. Dans S. R. Leiblum & R. C. Rosen (Eds.), *Principles and Practice of Sex Therapy* (4e éd., pp. 229-258). New York : Guilford Press.

Rosen, R. C., & Leiblum, S. R. (2002). Traitement du dysfonctionnement sexuel chez les hommes et les femmes : une mise à jour. *Archives of Sexual Behavior, 31*(5), 511-535. https://doi.org/10.1023/A:1020612023397

Wylie, K. R., & Daines, B. (2006). *La santé sexuelle essentielle*. Chichester, UK : John Wiley & Sons.

8. Nouveaux développements dans le traitement des dysfonctionnements sexuels

Le traitement des dysfonctions sexuelles est en constante évolution, sous l'effet de la recherche interdisciplinaire, de l'évolution de la société, des innovations technologiques et d'une ouverture croissante aux perspectives sensibles à la diversité. Si les approches classiques conservent toute leur importance, la compréhension des troubles sexuels a évolué de manière décisive : on est passé de modèles purement mécanistes à des concepts dynamiques et interactionnels qui mettent l'accent sur l'interaction entre les facteurs biologiques, psychologiques, sociaux et culturels. Les nouveaux développements tiennent compte non seulement de la complexité de l'expérience sexuelle, mais aussi des conditions structurelles dans lesquelles la sexualité se déroule. Ils élargissent les possibilités thérapeutiques à des approches basées sur la pleine conscience, sur le corps, sur le numérique, sur la neurobiologie et sur une réflexion critique sur la société.

8.1 Concepts sexothérapeutiques intégratifs

Le travail thérapeutique avec les dysfonctionnements sexuels représente un défi particulier, car la sexualité n'est pas seulement une fonction physique, mais une expression à plusieurs niveaux de la réalité de la vie intérieure et extérieure. La prise de conscience croissante que les problèmes sexuels **ne sont que rarement dus à une cause unique**, mais qu'ils résultent **d'un enchevêtrement d'influences physiques, psychiques, sociales et culturelles**, a conduit au cours des dernières décennies au développement **de concepts thérapeutiques intégratifs**. Celles-ci ne suivent pas une approche dogmatique, mais associent différentes orientations thérapeutiques en une **approche de traitement adaptée à la situation et à la personne**.

La thérapie intégrative ne signifie pas ici la juxtaposition additive de différentes méthodes, mais leur **association dynamique et contextuelle** au service d'une compréhension approfondie de la symptomatologie individuelle. Le dysfonctionnement sexuel n'est pas considéré comme un déficit isolé, mais comme **l'expression significative** de tensions internes, de dynamiques relationnelles, d'expériences corporelles ou de thèmes biographiques non résolus. L'objectif est **non seulement d'améliorer la fonction** par une approche multidimensionnelle, mais aussi d'accompagner la personne dans son développement sexuel global.

Fondements théoriques et approche diagnostique

Les concepts intégratifs se basent généralement sur le **modèle biopsychosocial**, qui met en relation les aspects physiques, psychiques et sociaux de la sexualité. Il est complété par des **perspectives développementales, systémiques, psychologiques profondes et psychocorporelles**, selon l'orientation du praticien.

Un diagnostic intégratif ne saisit donc pas seulement les symptômes, mais aussi **l'histoire de vie, la structure relationnelle, la disponibilité émotionnelle, les capacités d'autorégulation, l'image corporelle, les attentes en matière de rôles sociaux et les questions de sens**. Les thérapeutes ne posent pas en premier lieu des questions sur "ce qui ne fonctionne pas", mais sur "ce qui est exprimé par le symptôme - et ce qui manque pour entrer à nouveau en relation" ? Cette attitude permet de **comprendre la sexualité non seulement de manière fonctionnelle, mais aussi existentielle** : comme expression de l'attachement, de l'estime de soi, de l'identité, de la joie de vivre et de la cohérence psychique.

Diversité méthodologique : du comportement au corps

Une caractéristique centrale de la sexothérapie intégrative est la flexibilité méthodologique. Selon la situation de départ, des éléments de différentes orientations sont combinés :

- **Des exercices de thérapie comportementale** tels que Sensate-Focus ou les techniques Stop-Start aident à stimuler de manière ciblée la perception corporelle, le contrôle et la réactivité sexuelle.

- **Les interventions systémiques en couple** permettent de traiter les modèles de communication entre partenaires, les attentes en matière de rôles et les conflits non exprimés.

- **Les méthodes psychocorporelles** - par exemple selon Reich, Lowen, Boyesen ou des modèles somatiques plus récents - s'adressent aux schémas de tension musculaire, aux blocages affectifs et aux sensations corporelles dissociées. Elles favorisent la réintégration des émotions et de la présence corporelle.

- **La restructuration cognitive** sert à identifier et à transformer les croyances, les exigences de performance, les évaluations morales et les scripts rigides qui font obstacle.

- **Des éléments de psychologie des profondeurs** font prendre conscience de conflits inconscients, d'empreintes biographiques ou de modèles relationnels hérités et permettent un nouveau traitement émotionnel.

- **Les interventions favorisant la mentalisation** soutiennent la capacité à reconnaître, à nommer et à mettre en relation ses propres états internes et ceux des autres - un facteur central pour l'intimité et l'empathie.

Ces techniques ne sont pas appliquées de manière rigide, mais tissées entre elles dans le cadre d'un **processus et**

d'un dialogue. Le ou la thérapeute accompagne le ou la patient(e) dans la **réintégration de parties de la sexualité jusqu'alors refoulées, inconscientes ou honteuses**, dans le développement de nouveaux accès au plaisir et à la corporalité et dans l'expérience de soi-même en tant que sujet sexuel.

Exemple d'utilisation : manque de désir chez une femme en milieu de vie

Un exemple classique d'application d'une approche intégrative est le traitement d'une femme souffrant de troubles de l'appétit sexuel au milieu de sa vie. Une approche purement médicale se focaliserait éventuellement sur un bilan hormonal et une œstrogénothérapie locale. Une approche comportementale pourrait commencer par un programme Sensate Focus visant à réactiver la perception corporelle. Mais une approche intégrative irait plus loin et inclurait les questions suivantes :

- Y a-t-il des conflits relationnels non résolus ou des blessures émotionnelles au sein du couple ?

- Quelle est l'image du corps après une ou des naissances, la ménopause ou d'autres changements ?

- Quelles représentations de la sexualité féminine ont été adoptées - et lesquelles bloquent aujourd'hui le désir ?

- Comment la patiente régule-t-elle ses affects ? Existe-t-il des émotions somatisées ou une tendance à l'auto-évitement ?
- Quelles sont les expériences biographiques qui ont influencé l'estime de soi sexuelle ?

Sur la base de ces informations, il est possible de combiner des approches de thérapie corporelle, des techniques d'imagination, un travail en couple et des interventions cognitives - en se concentrant toujours sur la compréhension du symptôme sexuel non pas comme un dysfonctionnement, mais comme **l'expression d'une tension interne, d'un surmenage ou d'un potentiel de développement.**

Se concentrer sur le développement plutôt que sur la réparation

La thérapie intégrative ne conçoit pas la sexualité comme quelque chose qui doit "fonctionner à nouveau", mais comme un **processus tout au long de la vie**, dans lequel il y a toujours des ruptures, des changements, une réorientation et une maturation. L'accent n'est donc pas mis sur la réparation d'un comportement sexuel perturbé, mais sur la **promotion de la conscience, de l'auto-empathie, de la capacité relationnelle et de l'intégration émotionnelle.** Cette approche valorise la complexité de l'expérience sexuelle - avec toutes ses contradictions, ses aspirations et ses peurs - et place la personne, et non le symptôme, au centre.

Dans le traitement des dysfonctionnements sexuels, les concepts thérapeutiques intégratifs offrent une approche tournée vers l'avenir, profonde et respectueuse de l'être humain. Ils associent la diversité méthodologique à la profondeur psychodynamique, à la présence corporelle et à la réflexion sur le partenariat. En considérant la sexualité comme un événement relationnel biopsychosocial et biographique, ils permettent **non seulement une amélioration fonctionnelle**, mais aussi **une croissance personnelle, une guérison émotionnelle et la redécouverte du plaisir comme expression de la vitalité intérieure**.

8.2 Innovations technologiques : Télémédecine, apps, réalité virtuelle

Ces dernières années, la progression de la numérisation a également modifié de manière significative la thérapie sexuelle et permis de nouvelles formes de diagnostic, de traitement et d'accompagnement, qui sont de plus en plus intégrées dans les processus thérapeutiques standard. Les offres de télémédecine, en particulier les séances basées sur la vidéo, se sont révélées efficaces, à bas seuil et globalement très bien acceptées dans de nombreuses études internationales. Elles ouvrent de nouvelles perspectives aux personnes qui, en raison de l'éloignement géographique, de restrictions physiques, de maladies chroniques ou de stress psychique, n'avaient auparavant que difficilement accès à une prise en charge sexothérapeutique qualifiée. Dans les régions rurales ou en cas de mobilité réduite, par exemple en raison de maladies neurologiques, d'états postopératoires ou de troubles anxieux prononcés, les accès numériques représentent une option pratique et soulageante.

L'utilisation de cadres basés sur la vidéo dans la thérapie sexuelle a montré qu'elle peut aider à abaisser les barrières, à réduire les sentiments de honte et à favoriser un sentiment de contrôle de la part des patients, en particulier dans les premières phases de la prise de contact. Dans ce contexte, le conseil numérique n'est généralement pas considéré comme un substitut, mais plutôt comme un complément au contact personnel. Elle convient surtout à la transmission de contenus psychoéducatifs, à l'accompagnement de programmes d'exercices dans le domaine de la perception du corps et de la sexualité ainsi qu'à l'introduction structurée de processus thérapeutiques plus longs et plus complexes.

Un domaine particulièrement croissant au sein de la thérapie sexuelle numérique est le développement et l'utilisation d'applications spécialisées visant à traiter différents dysfonctionnements sexuels. Ces applications offrent un large éventail de fonctions, allant des fonctions de journal intime pour enregistrer les activités et les émotions sexuelles aux offres d'information en matière de pédagogie sexuelle, en passant par des exercices concrets de pleine conscience, de perception corporelle ou de renforcement du plancher pelvien. L'application **Rosy**, développée à l'origine pour les femmes souffrant de dysfonctionnements sexuels tels que perte de libido, douleurs lors des rapports sexuels ou difficultés à atteindre l'orgasme, en est un exemple. Rosy propose un contenu basé sur des preuves, des exercices audio, des fonctions de journal, des questionnaires et des programmes guidés, créés en collaboration avec des sexologues. Elle s'adresse en premier lieu aux femmes qui souhaitent s'occuper de leur sexualité de manière autonome et discrète, mais fait également le lien avec un accompagnement professionnel. Une autre application qui mérite d'être mentionnée est **BlueHeart**, qui s'adresse en particulier aux couples confrontés à la frustration sexuelle, à des problèmes de communication ou à des sensations de plaisir différentes. BlueHeart propose un programme interactif et modulaire avec des sessions audio, des exercices de réflexion et des tâches de couple qui s'intègrent de manière flexible dans la vie quotidienne. Il convient également de mentionner **Pelvic Floor First** dans ce contexte - une application qui enseigne des exercices physiothérapeutiques ciblés pour renforcer les muscles du plancher pelvien, ce qui est particulièrement important en cas de douleurs sexuelles, d'incontinence ou de dysfonctionnement érectile. Dans le groupe cible masculin, **Stigma** s'est en outre établi comme un exemple innovant - une application qui fournit aux hommes souffrant de troubles de l'érection ou d'une dysfonction sexuelle liée à la pornographie des outils d'auto-évaluation, de contrôle des impulsions et de réorientation sexuelle. Ces applis montrent de manière exemplaire comment les médias numériques peuvent servir d'instruments pour promouvoir l'efficacité personnelle, la prise de conscience et l'expérience structurée.

L'utilisation de la réalité virtuelle (VR) représente en outre un domaine d'avenir de la thérapie sexuelle numérique. Les premiers projets pilotes, notamment aux États-Unis, en Israël et en Scandinavie, utilisent des applications de RV pour se confronter aux peurs sexuelles, par exemple en cas d'aversion sexuelle, de trouble de stress post-traumatique après une agression sexuelle ou de perception très honteuse du corps. Dans ces cadres, des avatars générés en 3D et des environnements virtuels permettent de simuler de manière contrôlée des scènes anxiogènes et d'assurer un suivi thérapeutique sans exposer le patient à des contraintes réelles. La qualité immersive de ces technologies permet d'influencer de manière ciblée les schémas neuronaux au niveau émotionnel et d'obtenir, par une exposition répétée et graduelle, une reconnexion des traces mnésiques chargées. Un exemple concret est le projet **Virtually Better**, spécialisé dans le traitement des troubles de l'anxiété et du stress, qui teste désormais également des modules de thérapie sexuelle. Dans ces programmes, on simule notamment des images corporelles afin de promouvoir l'acceptation du corps ou on représente des situations d'interaction sexualisées afin d'entraîner la confiance et la fixation de limites dans un cadre protégé. Les systèmes de biofeedback tels qu'**EmteqVR** combinent également la réalité virtuelle avec des retours physiologiques pour réguler le stress et l'excitation. La possibilité de réagir en temps réel à ses propres réactions physiologiques ouvre la voie à de nouvelles approches , notamment pour le traitement des troubles de l'excitation, de l'anxiété sexuelle ou de la douleur.

8.3 Approches neuroscientifiques et pharmacothérapie du futur

Les progrès des neurosciences ont porté la compréhension des processus sexuels à un nouveau niveau et permettent aujourd'hui d'avoir une image beaucoup plus nuancée et dynamique des bases neurobiologiques du comportement sexuel qu'il n'était possible de le faire il y a encore quelques décennies. Les neurotransmetteurs centraux tels que la dopamine, la sérotonine, la noradrénaline et l'ocytocine sont au centre de ces considérations, l'interaction complexe entre ces systèmes étant de plus en plus comprise comme un réseau neurochimique finement ajusté qui influence aussi bien les aspects cognitifs qu'émotionnels, physiques et sociaux de la sexualité. La dopamine est considérée comme un amplificateur central de la motivation et de la récompense, en particulier dans le contexte de l'attente, du rapprochement et du ciblage sexuels. La sérotonine, quant à elle, a plutôt un effet modérateur sur les impulsions sexuelles, mais elle transmet également la régulation émotionnelle et la sérénité, ce qui joue un rôle important dans l'activité sexuelle des couples stables. La noradrénaline contribue à l'augmentation de l'excitation et de l'attention, tandis que l'ocytocine est surtout associée au lien, à la confiance et à la résonance affective.

Sur la base de ces connaissances, de nouvelles stratégies pharmacologiques voient actuellement le jour, qui vont au-delà des inhibiteurs de la PDE-5 connus comme le sildénafil, le vardénafil ou le tadalafil. L'administration intranasale d'ocytocine, en particulier, est au centre de nombreuses études. Dans de petits essais cliniques contrôlés, on a observé que l'ocytocine administrée sous cette forme pouvait avoir des effets positifs sur le ressenti émotionnel, la disposition au contact et l'empathie interpersonnelle chez des personnes souffrant de problèmes relationnels, de peur de la proximité ou d'aversion sexuelle. La voie d'administration intranasale permet d'agir directement sur des zones centrales du cerveau comme l'amygdale, l'hypothalamus ou le système de récompense. Les premiers résultats montrent que l'ocytocine permet non seulement d'augmenter le sentiment subjectif de proximité émotionnelle, mais aussi d'améliorer la résonance émotionnelle au sein d'un couple.

Les agonistes dopaminergiques tels que l'apomorphine ou le pramipexole font également l'objet d'une attention croissante, notamment en cas de dysfonctionnement sexuel hypoactif, comme c'est souvent le cas dans le cadre de maladies dépressives ou de processus neurodégénératifs. Ces substances ont un effet stimulant central sur le système de récompense dopaminergique et peuvent ainsi augmenter la motivation, la curiosité sexuelle et le comportement d'approche. En combinaison avec un accompagnement psychothérapeutique, il est ainsi possible de favoriser une réactivation de l'imagination et de la capacité de désir sexuel.

De même, les modulateurs des récepteurs de la mélatonine tels que la ramelteon ou l'agomélatine sont étudiés et montrent des effets notamment chez les personnes souffrant de troubles du sommeil, de comorbidité dépressive et de troubles du rythme circadien. La régulation du cycle veille-sommeil, associée à une meilleure stabilité affective, peut avoir un effet positif indirect sur l'excitabilité sexuelle et l'intimité.

L'utilisation thérapeutique de substances psychédéliques telles que la psilocybine, la MDMA (3,4-méthylènedioxy-N-méthylamphétamine) ou la kétamine est particulièrement innovante. Bien que ces substances en soient encore au stade expérimental dans de nombreux pays ou qu'elles soient soumises à une réglementation stricte, elles font de plus en plus l'objet d'études cliniques dans le contexte de la sexothérapie. La psilocybine, une tryptamine isolée à partir de certaines espèces de champignons, donne des résultats prometteurs lorsqu'elle est associée à une psychothérapie intégrative chez des patients souffrant d'aversion sexuelle ou d'une honte profondément ancrée. L'état de conscience modifié induit par la psilocybine permet souvent d'accéder à des souvenirs refoulés, à un vécu corporel plus intense ainsi qu'à un traitement émotionnel profond, souvent difficile à atteindre dans les formats thérapeutiques classiques.

En revanche, la MDMA agit par une forte libération de sérotonine, de dopamine et d'ocytocine, ce qui peut conduire à un état d'ouverture émotionnelle intense, d'empathie et d'acceptation de soi. En particulier chez les personnes souffrant d'un trouble de stress post-traumatique suite à une agression sexuelle ou d'une dissociation chronique, les séances de thérapie basées sur la MDMA - sous stricte surveillance médicale et accompagnement psychothérapeutique - montrent une réduction significative des symptômes liés au traumatisme et un rétablissement de la confiance dans la proximité physique. La kétamine, qui déploie des effets antidépresseurs à des doses subanesthésiques, est également étudiée pour le traitement des dysfonctionnements sexuels avec comorbidité affective. Elle favorise les processus neuroplastiques à court terme, peut briser les schémas dissociatifs et permettre une réorientation émotionnelle, notamment en cas de dépressions résistantes au traitement, accompagnées d'anhédonie et d'indifférence sexuelle.

Parallèlement, des médicaments ciblant les troubles sexuels féminins et s'adressant à des mécanismes neuronaux centraux se développent. La flibansérine, un agoniste 5-HT1A postsynaptique et un antagoniste 5-HT2A, est l'un des premiers médicaments autorisés pour les femmes souffrant de troubles du désir sexuel hypoactif (HSDD). Son action vise à une désinhibition sérotoninergique et à une activation dopaminergique, ce qui devrait augmenter l'intérêt sexuel chez les femmes préménopausées. L'effet n'est pas le même chez toutes les femmes, mais une augmentation significative des pensées et des activités sexuellement motivées a été constatée dans plusieurs études par rapport au placebo.

Un autre exemple est le bremélanotide, un agoniste des récepteurs de la mélanocortine qui agit via une activation du système nerveux central au niveau de l'hypothalamus et qui est également autorisé pour le traitement de l'HSDD chez la femme. Il est injecté par voie sous-cutanée et présente l'avantage d'une prise situationnelle, contrairement à la flibansérine, qui est administrée en continu. Des études font état d'une augmentation du désir sexuel, d'une amélioration de la lubrification et d'un changement positif de la perception de soi. Ces deux préparations marquent un changement de paradigme dans la pharmacologie de la médecine sexuelle, qui met davantage l'accent sur les processus neurobiologiques, sans pour autant négliger les contextes psychosociaux.

Le défi de tous ces développements est de ne pas utiliser les bases biologiques de la sexualité comme seule explication ou de ne pas les médicaliser, mais de les intégrer dans une compréhension biopsychosociale. L'utilisation thérapeutique de substances neuroactives devrait toujours s'inscrire dans le contexte d'un travail global sur la relation, le corps et l'identité, qui intègre les conditions de vie individuelles, l'histoire personnelle et l'environnement social. Ce n'est qu'ainsi que la neurobiologie peut devenir un outil qui ne refoule pas, mais élargit - et qui est en mesure de prendre au sérieux l'être humain dans sa complexité sexuelle.

8.4 Méthodes basées sur le corps et la pleine conscience

Le retour au corps comme lieu de l'expérience immédiate, de la mémoire mémorisée et de l'autorégulation somatique est un paradigme central de la sexothérapie moderne. À une époque où la sexualité est souvent occultée par des idéalisations médiatiques, des attentes fonctionnelles et des exigences de performance, le retour à l'expérience incarnée gagne en importance en tant qu'approche thérapeutique. Les méthodes corporelles ne considèrent pas le corps uniquement comme un objet qui doit "fonctionner", mais comme un porteur actif d'histoire, de signification et de relation. Dans ce sens, la sexualité n'est pas seulement considérée comme un acte mécanique, mais comme un événement profondément subjectif, incarné et global.

Les approches thérapeutiques telles que la méthode Hakomi, le Somatic Experiencing ou le travail avec l'observateur intérieur s'attaquent précisément à ce point. La méthode Hakomi, un procédé expérientiel basé sur l'attention, la perception corporelle et l'accès non invasif au monde des expériences inconscientes, permet d'explorer les convictions intérieures concernant la proximité, le plaisir, la honte ou la sécurité dans le corps. Par le biais de mouvements, d'attitudes ou de signaux corporels très fins, des souvenirs implicites émergent, qui proviennent souvent d'expériences d'attachement précoces et sont profondément ancrés dans la mémoire corporelle. La Somatic Experiencing selon Peter Levine, en revanche, utilise de manière ciblée les réactions physiologiques du système nerveux autonome pour libérer les rigidités, les dissociations ou l'hyperactivation d'origine traumatique. En particulier en cas de traumatismes sexuels, de peur chronique de l'intimité ou de tensions persistantes dans la région génitale, cette méthode peut permettre des changements profonds, car elle ne surcharge pas le système nerveux, mais l'accompagne en douceur vers l'autorégulation.

Le travail avec l'observateur intérieur, une approche dérivée de la recherche sur la pleine conscience, favorise la capacité à s'observer en train de vivre une expérience sans réagir immédiatement ou s'identifier à ce qui est vécu. Les personnes qui se sont éloignées de leur corps pendant longtemps - que ce soit à cause de douleurs chroniques, de violences sexuelles, d'interventions médico-techniques ou d'une forte pression de performance - peuvent ainsi développer à nouveau un sentiment de sécurité, de confiance et d'appartenance à leur propre vécu. Le travail de respiration et de mouvement, issu par exemple de la psychothérapie corporelle, du yoga ou de la thérapie par la danse, apporte un soutien. Ces méthodes favorisent l'interception, c'est-à-dire la perception consciente des états corporels internes tels que le rythme cardiaque, le tonus musculaire, la respiration ou l'excitation génitale. Il est prouvé qu'une meilleure interception va de pair avec une capacité d'autorégulation accrue, une perception plus différenciée des émotions et une capacité de plaisir accrue.

Les méthodes basées sur la pleine conscience comme la MBSR (Mindfulness-Based Stress Reduction) selon Jon Kabat-Zinn ou la MBCT (Mindfulness-Based Cognitive Therapy) sont particulièrement efficaces et bien documentées empiriquement. Ces deux approches combinent une formation systématique à la pleine conscience avec des éléments de thérapie comportementale et se sont avérées utiles dans de nombreuses études contrôlées pour traiter un grand nombre de troubles sexuels. Les femmes souffrant de troubles de l'excitation, de dyspareunie chronique ou d'anhédonie sexuelle font souvent état d'une sensibilité accrue aux sensations corporelles subtiles, d'une diminution de l'intensité de la douleur et d'une meilleure capacité à communiquer sexuellement. La pratique régulière de la pleine conscience a également permis d'obtenir des améliorations significatives chez les hommes souffrant de problèmes d'érection, d'introspection excessive pendant l'acte sexuel ou d'éjaculation précoce. L'effet repose alors moins sur une restructuration cognitive que sur l'expérience de la présence, du non-jugement et de l'acceptation. Les personnes apprennent à observer leurs pensées, leurs sensations et leurs impulsions , sans se laisser dominer par elles ni devoir les contrôler.

Un élément central de la thérapie sexuelle basée sur la pleine conscience est l'acceptation radicale de l'expérience présente, qu'elle soit perçue comme agréable, désagréable ou neutre. L'accent n'est pas mis sur l'optimisation fonctionnelle de la sexualité, mais sur la permission profonde de ressentir exactement ce qui est ressenti à ce moment-là. La sexualité n'est plus considérée comme un objectif, une technique ou un rôle à remplir, mais comme un processus vivant qui laisse place à l'incertitude, au désir, à la proximité, à l'ambivalence et au changement. Elle devient une scène de rencontre avec soi-même, où ce n'est pas la perfection qui compte, mais l'authenticité. Dans cette attitude, la sexualité peut à nouveau être vécue comme quelque chose d'entier - comme une communication sans mots, comme l'expression corporelle d'états intérieurs, comme un retour du propre système nerveux sur la proximité émotionnelle, la confiance et la présence.

Dans ces concepts, le chemin vers une sexualité épanouie ne passe pas par un entraînement fonctionnel, mais par l'attention portée à soi-même, la patience et la volonté de se remettre à l'écoute de son propre corps. Cette perspective permet un changement profond : la sexualité passe du statut d'objet de performance à celui d'expression vivante d'un lien intérieur avec soi-même et les autres. Il en résulte un nouveau rapport à son propre désir, qui ne repose plus sur des comparaisons, des attentes ou des standards, mais sur cohérence intérieure. Cette attitude n'est pas seulement une possibilité thérapeutique, mais aussi un changement de paradigme culturel qui permet de penser la corporalité, l'émotion et l'identité d'une nouvelle manière.

8.5 Approches socioculturelles : Diversité, queerness et déconstruction

Le changement le plus profond qu'a connu la thérapie sexuelle ces dernières années ne concerne pas en premier lieu de nouvelles méthodes ou des progrès technologiques, mais plutôt un changement fondamental dans la compréhension sociopolitique de la sexualité. On reconnaît de plus en plus clairement que les problèmes sexuels ne peuvent pas être considérés isolément, mais qu'ils apparaissent souvent dans un réseau complexe d'influences sociales, culturelles et politiques. Dans ce contexte, la sexualité n'est plus interprétée exclusivement comme un phénomène individuel ou interpersonnel, mais comme l'expression de structures sociales, d'attentes normatives et d'attributions de sens qui se sont développées au fil du temps. La sexothérapie devient ainsi un lieu de débat social où les questions de pouvoir, d'appartenance, d'identité et de norme peuvent être remises en question et renégociées.

Un élément central de ce changement est l'établissement croissant d'approches thérapeutiques sensibles à la diversité et conscientes de l'identité, qui mettent l'accent sur les réalités de vie des personnes queer, transidentitaires, non-binaires, intersexes ou asexuelles, sans les traiter comme des déviances ou des cas pathologiques particuliers. Ces perspectives s'écartent délibérément d'une logique binaire des genres, qui assigne les personnes soit au pôle "masculin", soit au pôle "féminin", ainsi que des représentations normatives du désir sexuel, des modèles de réaction ou de l'organisation des relations. La sexualité est plutôt comprise comme un espace d'expérience subjectif qui est marqué à la fois par des dispositions biologiques, des expériences personnelles, des scripts culturels et des positionnements sociaux. La tâche thérapeutique ne consiste donc pas à rétablir un comportement sexuel défini comme "normal", mais à aider les personnes à développer un soi sexuel authentique, autodéterminé et cohérent pour elles - indépendamment du fait que celui-ci corresponde ou non aux représentations sociales dominantes.

Les approches sexothérapeutiques déconstructives remettent en question les hypothèses tacites avec lesquelles on parle, pense et ressent la sexualité dans la société. Elles analysent de manière critique la manière dont les images normatives et les discours hégémoniques sur la "bonne" sexualité se forment et s'inscrivent dans les corps individuels et les images de soi. L'image de la "femme toujours disponible et ouverte émotionnellement", de "l'homme durablement performant et désireux" ou de "l'homme physiquement impeccable et sexuellement contrôlé" ne sont pas des données naturelles, mais le résultat de récits culturels reproduits par la publicité, les médias, l'éducation et les discours médicaux. Ces récits agissent subtilement, souvent inconsciemment, et façonnent de manière destructrice l'image sexuelle que de nombreuses personnes ont d'elles-mêmes. Par exemple, une femme lesbienne avec des idéaux hétéronormatifs internalisés peut inconsciemment se sentir "déficiente", un homme trans peut se sentir sous pression permanente à cause de représentations stéréotypées de la masculinité, ou une personne asexuée peut se sentir "malade" dans une société sexualisée, alors que son vécu est parfaitement sain et congruent.

L'approche consistant à déconstruire ces récits collectifs ouvre de nouveaux espaces dans la thérapie. Dans ces espaces, il ne s'agit plus de s'adapter à un modèle de normalité perçu comme donné, mais de se réapproprier sa propre histoire sexuelle. La relation thérapeutique devient ici un lieu protégé où l'on peut poser des questions qui sont souvent taboues dans la vie quotidienne : Pourquoi est-ce que je pense que je dois "fonctionner" ? Qui suis-je en train de servir lorsque j'optimise mon corps ? Quelles images de l'amour, du plaisir et de la proximité ai-je intériorisées, et d'où proviennent-elles ? Quelles libertés puis-je me permettre par rapport à ma sexualité - et lesquelles m'ont été refusées par la socialisation et le discours ?

Un tel mouvement de réflexion recèle un énorme potentiel de transformation. Lorsque les gens commencent à reconnaître les cadres idéologiques, moraux et esthétiques de leur sexualité, il en résulte la possibilité de les transgresser consciemment. Il ne s'agit pas d'un rejet total des modèles sociaux, mais de la liberté de pouvoir choisir entre eux - ou de les remodeler de manière créative. La sexothérapie devient ainsi un processus d'autonomisation qui peut déclencher aussi bien une guérison personnelle qu'un changement culturel.

La confrontation avec des normes socialement marquées n'est en aucun cas théorique ou abstraite. Elle a des conséquences directes sur le vécu émotionnel, sur le sentiment de sécurité et d'appartenance, sur l'image corporelle, sur la capacité à communiquer et, surtout, sur la capacité à ressentir du plaisir et à accepter l'intimité. Celui qui a appris que la sexualité n'a de valeur que si elle est désirée de l'extérieur, perd souvent l'accès à une expérience intérieure autodéterminée. Celui qui se vit toujours dans le rôle du "prestataire" ne peut plus guère trouver un état de réception, de ressenti et de dévouement. Et celui qui n'a jamais fait l'expérience que son identité sexuelle est vue et respectée dans sa diversité, développe trop souvent un sentiment profondément ancré de différence ou de honte.

C'est pourquoi un regard sociopolitique éveillé, décolonisateur et anti-discriminatoire est aujourd'hui essentiel en sexothérapie. Cela signifie créer des espaces dans lesquels les personnes de toutes les orientations sexuelles, identités de genre et corporéités peuvent se sentir en sécurité - non seulement en tant qu'exception, mais aussi en tant que partie légitime d'un spectre varié de sexualité humaine. Ne pas se contenter de tolérer cet éventail, mais le valoriser activement et l'accompagner sur le plan thérapeutique est l'expression d'une sexothérapie humaniste, inclusive et tournée vers l'avenir.

8.6   Bibliographie Chapitre 8

Anderson, M., & Daneback, K. (2021). Interventions numériques en matière de santé sexuelle : un examen des approches émergentes. *Digital Health, 7*, 1-12. https://doi.org/10.1177/20552076211000134

Basson, R., & Brotto, L. A. (2009). Psychophysiologie sexuelle et traitement des dysfonctions sexuelles féminines. *Journal of Sexual Medicine, 6*(2), 376-390. https://doi.org/10.1111/j.1743-6109.2008.01141.x

Brotto, L. A., Basson, R., & Luria, M. (2008). Une intervention psychoéducative de groupe basée sur la pleine conscience pour cibler les troubles de l'éveil sexuel chez les femmes. *Journal of Sexual Medicine, 5*(7), 1646-1659. https://doi.org/10.1111/j.1743-6109.2008.00850.x

Carvalho, J., & Nobre, P. (2011). Différences entre les sexes dans le désir sexuel : comment les facteurs émotionnels et relationnels influencent-ils les hommes et les femmes hétérosexuels ? *Archives of Sexual Behavior, 40*, 291-302. https://doi.org/10.1007/s10508-010-9629-8

Diamond, L. M. (2014). Genre et sexualité consanguine. In D. L. Tolman & L. M. Diamond (Eds.), *APA Handbook of Sexuality and Psychology* (Vol. 1, pp. 629-668). Washington, DC : American Psychological Association. https://doi.org/10.1037/14193-021

Gunst, A., & Rosenthal, L. (2020). Intégrer les approches somatiques dans la psychothérapie des traumatismes sexuels. *Journal of Bodywork and Movement Therapies, 24*(3), 90-98. https://doi.org/10.1016/j.jbmt.2020.02.004

Heiman, J. R., Long, J. S., Smith, S. N., Fisher, W. A., Sand, M. S., & Rosen, R. C. (2011). Sexual satisfaction and relationship happiness in midlife and older couples in five countries. *Archives of Sexual Behavior, 40*, 741-753. https://doi.org/10.1007/s10508-010-9703-3

Joyal, C. C., & Carpentier, J. (2021). L'intégration de la réalité virtuelle dans la santé sexuelle : promesses et défis éthiques. *Journal of Sex Research, 58*(3), 263-274. https://doi.org/10.1080/00224499.2020.1738279

Meston, C. M., & Brotto, L. A. (2014). Integrating findings from neuroscience and psychotherapy into sexual dysfunction treatment : A model of sexual desire. *Journal of Sex Research, 51*(1), 4-22. https://doi.org/10.1080/00224499.2013.838743

Mitchell, K. R., Mercer, C. H., Ploubidis, G. B., Jones, K. G., Datta, J., Field, N., & Wellings, K. (2013). Fonction sexuelle en Grande-Bretagne : résultats de la troisième enquête nationale sur les attitudes et les styles de vie sexuels (Natsal-3). *Lancet, 382*(9907), 1817-1829. https://doi.org/10.1016/S0140-6736(13)62366-1

Pfaus, J. G. (2009). Les voies du désir sexuel. *Journal of Sexual Medicine, 6*(6), 1506-1533. https://doi.org/10.1111/j.1743-6109.2009.01309.x

Tiefer, L. (2010). Still a medical model : The expansion of female sexual dysfunction into new domains. *Sexual and Relationship Therapy, 25*(4), 391-407. https://doi.org/10.1080/14681991003721289

Zippel, L., Baur, N., & Klinger, C. (Eds.). (2017). *Sexualité et ordre social : perspectives interdisciplinaires sur un champ socialement constitué.* Wiesbaden : Springer VS.

Andersson, G., Carlbring, P., & Titov, N. (2019). Internet interventions for adults with anxiety and mood disorders : A narrative umbrella review of recent meta-analyses. *Canadian Journal of Psychiatry, 64*(7), 465-470. https://doi.org/10.1177/0706743719839381

Baños, R. M., Etchemendy, E., Castilla, D., García-Palacios, A., Quero, S., Botella, C., & Alcañiz, M. (2014). Interventions positives en ligne pour promouvoir le bien-être et la résilience dans la population adolescente : une revue narrative. *Frontiers in Psychiatry, 5*, 194. https://doi.org/10.3389/fpsyt.2014.00194

Beckmeyer, J. J., & Jamison, T. (2023). L'utilisation d'applications mobiles en sexothérapie : promesses et défis. *Journal of Sex & Marital Therapy, 49*(1), 34-48. https://doi.org/10.1080/0092623X.2022.2083347

Ben-Zeev, D., Brenner, C. J., Begale, M., Duffecy, J., Mohr, D. C., & Mueser, K. T. (2014). Feasibility, acceptability, and preliminary efficacy of a smartphone intervention for schizophrenia. *Schizophrenia Bulletin, 40*(6), 1244-1253. https://doi.org/10.1093/schbul/sbu033

Briken, P., Kraus, C., & Dekker, A. (2022). Interventions numériques en médecine et thérapie sexuelles. *The Journal*

of Sexual Medicine, 19(1), 5-15.
https://doi.org/10.1016/j.jsxm.2021.10.004

Fuchs, A., Mathews, C. A., & Ristuccia, C. (2021). Réalité virtuelle et thérapie d'exposition dans le traitement des traumatismes sexuels : une revue. *Journal of Anxiety Disorders, 82*, 102440.
https://doi.org/10.1016/j.janxdis.2021.102440

Herzog, J., & Baur, N. (2020). E-health and sex therapy : Challenges and opportunities of app-based interventions. *Sexologies, 29*(3), e57-e62. https://doi.org/10.1016/j.sexol.2020.05.001

Knaus, J., Pauly, K., & Pauly, K. (2020). Entraînement du plancher pelvien par application : un essai contrôlé randomisé. *Physiothérapie, 112*(2), 80-85.
https://doi.org/10.1016/j.physio.2019.08.003

Kühn, S., & Gallinat, J. (2015). L'utilisation de la pornographie affecte-t-elle la satisfaction sexuelle ? Evidence from functional magnetic resonance imaging. *JAMA Psychiatry, 72*(4), 405-407. https://doi.org/10.1001/jamapsychiatry.2014.3478

Lopes, R. V., & Nobre, P. J. (2022). The effectiveness of app-based mindfulness interventions for sexual dysfunctions : A systematic review. *Archives of Sexual Behavior, 51*(1), 1-15. https://doi.org/10.1007/s10508-021-02163-0

Rizzo, A. S., Koenig, S. T., & Talbot, T. B. (2019). Applications de réalité virtuelle pour la thérapie d'exposition dans les traumatismes sexuels : du laboratoire à la clinique. *Cyberpsychologie, comportement et réseaux sociaux, 22*(1), 19-25. https://doi.org/10.1089/cyber.2018.0245

Wojdylo, K., & Wilk, A. (2021). Le rôle des technologies numériques dans la sexothérapie : attentes des patients et barrières perçues. *Sexual and Relationship Therapy, 36*(4), 465-478. https://doi.org/10.1080/14681994.2020.1796353

9. Approches thérapeutiques personnalisées et perspectives des dysfonctionnements sexuels

La différenciation croissante des connaissances sur la sexualité, la neurobiologie, la psychothérapie, les technologies numériques et les structures de pouvoir sociales a conduit à une réorientation fondamentale de la thérapie des dysfonctionnements sexuels. Ces développements ne visent pas seulement une plus grande efficacité des interventions thérapeutiques, mais aussi une organisation plus juste, plus individuelle et plus autodéterminée de la relation thérapeutique. Dans ce contexte, la notion de "thérapie personnalisée" renvoie à bien plus qu'une simple adaptation individuelle de paramètres médicaux. Il représente un changement de paradigme qui prend au sérieux la complexité de la sexualité humaine, pense de manière interdisciplinaire, reconnaît la pluralité culturelle et place la subjectivité des patients au centre.

9.1 Individualisation génétique, hormonale et neurobiologique

Avec le développement croissant de la médecine de précision, la prise en compte des caractéristiques génétiques, hormonales et neurobiologiques est devenue un élément central de la thérapie sexuelle personnalisée. Les polymorphismes génétiques, qui influencent par exemple l'activité d'enzymes telles que l'aromatase ou la sensibilité des récepteurs aux androgènes et aux estrogènes, peuvent modifier considérablement la réactivité sexuelle, l'expérience du plaisir ou l'effet des interventions médicamenteuses. La recherche sur de telles variations génétiques ouvre la possibilité de traiter les patientes et les patients de manière plus ciblée à l'avenir et de minimiser les effets secondaires.

En particulier dans le cas de troubles hormonaux - par exemple dans le contexte de la ménopause, du syndrome de carence androgénique chez l'homme ou de dérégulations endocriniennes après des thérapies oncologiques - un diagnostic hormonal différencié et une planification thérapeutique peuvent contribuer de manière décisive au rétablissement des fonctions sexuelles. Il ne suffit pas d'analyser les valeurs de laboratoire. Les troubles subjectifs, le vécu des changements hormonaux, la résilience psychique, le contexte de vie et la gestion des émotions doivent plutôt être pris en compte de manière équivalente dans la décision thérapeutique. Ainsi, une thérapie à la testostérone dosée individuellement peut s'avérer judicieuse chez les hommes souffrant d'hypogonadisme hypogonadotrope, à condition de prendre en compte non seulement les résultats de laboratoire, mais aussi l'estime de soi sexuelle, la motivation et la situation relationnelle.

Au niveau neurobiologique, la recherche se concentre de plus en plus sur l'imagerie fonctionnelle (par . IRMf), qui permet d'étudier les schémas d'activation neuronale lors d'une stimulation sexuelle ou dans des conditions d'anxiété.

Ces méthodes permettent de mieux comprendre la régulation centrale du désir, de l'excitation et de l'inhibition. À long terme, ces données pourraient aider à développer des approches thérapeutiques spécifiques pour différents modèles de troubles neuropsychologiques - par exemple pour les parties de la personnalité alexithymiques, dissociatives ou obsessionnelles qui s'accompagnent de restrictions sexuelles.

9.2 Différenciation psychodynamique et histoire de vie

La thérapie sexuelle moderne part de plus en plus du principe que les symptômes sexuels peuvent être l'expression de conflits intrapsychiques, d'affects non intégrés ou de modèles relationnels non résolus. Une approche personnalisée doit donc non seulement tenir compte des niveaux fonctionnels ou biologiques, mais aussi considérer l'histoire subjective de la sexualité comme un récit central qui peut être raconté, réfléchi et remodelé dans le cadre de la thérapie.

Dans cette perspective, les symptômes ne sont pas considérés comme des troubles pathologiques, mais comme des formes d'expression significatives de dynamiques psychiques. Ainsi, un trouble de la douleur vaginale peut être l'expression d'un mécanisme de défense inconscient contre la proximité, une perte de désir la conséquence d'un déni de soi chronique ou un trouble de l'érection le symbole d'un surmenage narcissique. L'anamnèse biographique ne sert pas uniquement à recueillir des informations, mais à explorer ensemble comment le corps, le désir et la relation se sont manifestés jusqu'à présent dans la vie du patient ou de la patiente.

Sur le plan méthodologique, les approches psychodynamiques personnalisées font appel à des procédés verbaux tels que l'association libre, l'analyse du transfert ou le travail avec les images intérieures, ainsi qu'à des techniques non verbales comme l'intégration de la résonance corporelle, l'imagination ou les formes d'expression créatives. L'objectif est de créer un espace dans lequel la sexualité peut être vécue, comprise et libérée de manière nouvelle en tant qu'espace d'expérience psychique.

9.3 Sensibilité culturelle et personnalisation intersectionnelle

Un élément important de la thérapie personnalisée moderne est la prise en compte des différences culturelles, sociales et intersectionnelles. Les personnes apportent à la thérapie non seulement leurs histoires biographiques individuelles, mais aussi des codes culturels, des codes moraux religieux, des attentes de rôle liées au sexe et des expériences sociales de discrimination, de honte ou d'exclusion. Une approche thérapeutique sensible doit donc reconnaître et refléter les positionnements intersectionnels : par exemple le vécu simultané de la marginalisation sexuelle, de l'exclusion raciale et de l'insécurité économique.

Dans la pratique, cela signifie que les concepts thérapeutiques ne peuvent pas être simplement appliqués de manière universaliste, mais qu'ils doivent être négociés culturellement, adaptés linguistiquement et conçus de manière relationnelle. Une patiente musulmane en perte de désir parlera (ou se taira) différemment de la sexualité qu'un adolescent non binaire aux multiples désirs de transition. Il s'agit de créer des espaces thérapeutiques dans lesquels les différentes réalités de vie sont reconnues et valorisées, sans être exotisées ou relativisées.

Pour cela, les thérapeutes doivent non seulement disposer de compétences méthodologiques, mais aussi d'une autoréflexion critique sur leur positionnement professionnel et culturel. Ils doivent se demander dans quelle mesure leurs concepts, leur langage et leurs interventions sont normatifs - et dans quelle mesure ils sont prêts à apprendre de leurs patients. La personnalisation signifie ici : Apprendre à voir le monde à travers les yeux de son interlocuteur, sans pour autant abandonner sa propre position.

9.4 Systèmes prédictifs, intelligence artificielle et assistance numérique

L'intégration de l'intelligence artificielle (IA) dans le diagnostic et la thérapie en sexologie est un domaine de recherche qui connaît une croissance rapide. Les algorithmes peuvent aider à identifier des modèles individuels de dysfonctionnement sexuel, à établir des pronostics thérapeutiques ou à proposer des interventions. Des questionnaires numériques, des applications ou des plateformes en ligne utilisent déjà des systèmes basés sur l'IA pour générer des contenus, des exercices ou des recommandations personnalisés sur la base des données fournies par les utilisateurs.

À l'avenir, les systèmes d'IA pourraient travailler de manière encore plus différenciée - par exemple en intégrant des données hormonales, psychométriques et biographiques, en apprenant des parcours thérapeutiques antérieurs ou en analysant des profils de résilience individuels. De tels systèmes pourraient être particulièrement utiles pour le triage, le suivi ou la planification de programmes de traitement multimodaux. La condition préalable est toutefois une sécurité élevée des données, une gestion éthiquement responsable de l'intimité et une intégration étroite des patients dans tous les processus.

Ce qui reste important : L'IA peut soutenir, mais pas remplacer. La relation thérapeutique centrale, la résonance émotionnelle, la négociation dialogique des significations et le moment créatif et intuitif de la rencontre humaine restent irremplaçables. Une sexothérapie personnalisée réussie utilisera les possibilités techniques - mais elle ne cessera jamais de voir l'être humain dans toute sa complexité.

9.5 Visions d'une prise en charge viable et respectueuse de la sexualité

L'avenir de la thérapie des dysfonctionnements sexuels ne réside pas seulement dans le perfectionnement des méthodes, mais aussi dans un changement culturel profond. Il faut une culture de soins favorable à la sexualité, dans laquelle il est possible de parler de sexualité de manière naturelle, empathique et non stigmatisante - indépendamment de l'âge, de la condition physique ou psychique, de l'identité de genre ou du mode de vie.

Cela suppose que la santé sexuelle soit considérée comme un thème transversal dans tous les domaines de la santé publique - de la médecine générale à la psychiatrie, de l'oncologie à la gériatrie. La sexualité ne doit plus être marginalisée comme un problème de luxe ou une affaire privée, mais doit être reconnue comme partie intégrante de la qualité de vie et de la dignité humaine. Dans cet avenir, les médecins, le personnel soignant et les psychothérapeutes sont formés à la communication en matière de sexologie. La sexualité est intégrée dans les questionnaires d'information, dans les diagnostics, dans les plans de traitement et dans les mesures de réhabilitation.

Un tel changement concerne également la formation, la recherche, la politique et la culture du discours public. Ce n'est que si la sexualité est comprise comme une ressource, une expression de la relation et un droit existentiel fondamental que thérapie peut être plus qu'un contrôle des symptômes - à savoir une contribution à une société plus humaine, plus juste et plus libre.

9.6 Bibliographie Chapitre 9

Bancroft, J. (2009). *La sexualité humaine et ses problèmes* (3e éd.). Edinburgh : Churchill Livingstone.

Brotto, L. A., & Smith, K. B. (2014). Troubles de l'intérêt/du désir sexuel chez les femmes. In J. J. Maravilla & R. Balon (Eds.), *Sexual Dysfunctions* (pp. 75-89). Bâle : Karger. https://doi.org/10.1159/000358564

Chivers, M. L., & Brotto, L. A. (2017). Controversies of women's sexual arousal disorder. *The Lancet Psychiatry, 4*(4), 290-300. https://doi.org/10.1016/S2215-0366(17)30043-0

Diamond, L. M., & Huebner, D. M. (2012). Le bon sexe est-il bon pour vous ? Repenser la sexualité et la santé. *Social and Personality Psychology Compass, 6*(1), 54-69. https://doi.org/10.1111/j.1751-9004.2011.00408.x

Giami, A. (2020). Santé sexuelle, droits sexuels et plaisir sexuel : l'impact de l'Association mondiale pour la santé sexuelle. *International Journal of Sexual Health, 32*(4), 311-323. https://doi.org/10.1080/19317611.2020.1831646

Gunst, A., & Rosenthal, L. (2021). Personalized sexuality : Integrating body, mind, and society. *Journal of Sexual Medicine, 18*(5), 859-866. https://doi.org/10.1016/j.jsxm.2021.02.006

Joyal, C. C., & Carpentier, J. (2020). Réalité virtuelle et santé sexuelle : le potentiel et les limites. *Journal of Sex Research, 57*(3), 292-305. https://doi.org/10.1080/00224499.2019.1707463

McCarthy, B. W., & Wald, L. M. (2015). *Sexual Awareness : Your Guide to Healthy Couple Sexuality* (5e éd.). New York : Routledge.

Mitchell, K. R., Wellings, K., & Nazareth, I. (2013). Empirical evidence and theoretical foundations for a biopsychosocial model of women's sexual dysfunction. *Journal of Sex Research, 50*(8), 741-756. https://doi.org/10.1080/00224499.2012.727915

Müller, R., & Potthoff, A. (2021). Sexualité et diversité : bases pour un conseil sensible à l'intersectionnalité. *Forum éducation sexuelle et planning familial, 27*(2), 10-17.

Rullo, J. E., & Strassberg, D. S. (2021). Vers une approche personnalisée dans le traitement des dysfonctions sexuelles. *Current Sexual Health Reports, 13*(1), 28-35. https://doi.org/10.1007/s11930-021-00265-9

Tiefer, L. (2010). Au-delà du modèle médical des problèmes sexuels des femmes : une campagne pour résister à la pharmaceuticalisation de la sexualité. *PLOS Medicine, 7*(4), e1000338. https://doi.org/10.1371/journal.pmed.1000338

Zipfel, S., & Stengel, A. (2019). Neurosciences et sexualité : les enseignements de l'imagerie fonctionnelle. *Sexuologie, 26*(3-4), 119-128.

10. Prévention des dysfonctionnements sexuels

La prévention des dysfonctionnements sexuels comprend une série de mesures complexes et interdépendantes visant à maintenir, promouvoir et protéger la santé sexuelle au niveau de l'individu, du couple et de la société. Alors que la médecine sexuelle curative se concentre sur le traitement des dysfonctionnements déjà existants, la prévention adopte une approche plus globale et prévoyante qui vise à garantir à long terme la qualité de vie, la capacité relationnelle et le bien-être physique et psychique.

Les dysfonctionnements sexuels apparaissent rarement de manière isolée. Ils résultent plutôt de l'effet cumulatif de contraintes biologiques, psychiques, sociales et culturelles. Une prévention efficace doit donc se baser sur plusieurs dimensions, identifier les phases de vie vulnérables, reconnaître les constellations à risque, renforcer les ressources et supprimer les barrières structurelles. L'objectif est d'établir une culture de l'attention sexuelle dans laquelle les personnes, indépendamment de leur âge, de leur sexe, de leur orientation sexuelle, de leur origine ou de leur handicap, peuvent vivre leur sexualité sans crainte, en étant informées, autonomes et avec plaisir.

10.1 Prévention médicale primaire : promotion de la santé et intégrité physique

Une grande partie des dysfonctionnements sexuels a des causes organiques. Il est prouvé que des maladies telles que le diabète sucré, l'hypertension artérielle, le syndrome métabolique, l'insuffisance rénale chronique, les troubles neurologiques ou les dérégulations hormonales ont un effet négatif sur la capacité d'excitation, la fonction orgasmique, la capacité d'érection, la lubrification et le désir sexuel. Les interventions chirurgicales dans la région pelvienne, la radiothérapie, la chimiothérapie, les médicaments ou les changements hormonaux après l'accouchement, l'allaitement ou la ménopause peuvent également influencer les fonctions sexuelles.

La prévention médicale mise donc sur un dépistage et un traitement précoces de ces maladies sous-jacentes, une médication consciente des risques, une information attentive sur les effets secondaires et un conseil intégratif en médecine sexuelle dans le cadre des traitements somatiques. La promotion de la santé sous la forme d'une activité physique régulière, d'une alimentation équilibrée, d'une hygiène du sommeil, de l'évitement des substances toxiques (nicotine, alcool, drogues) et de la gestion du stress n'est pas seulement pertinente pour la santé cardiovasculaire ou métabolique, mais aussi pour le maintien de la réactivité sexuelle.

La communication médicale est également un élément essentiel de la prévention. Des études montrent que la plupart des patients ne parlent de leurs problèmes sexuels que lorsqu'on leur en parle activement et sans jugement de valeur. Un entretien préventif mené par le personnel médical spécialisé, qui ne traite pas la sexualité comme un cas exceptionnel mais comme une partie évidente de l'anamnèse, peut aider à identifier précocement les contraintes et à lever le tabou sur le sujet.

10.2 Prévention psychique et psychosomatique : stress, affects, image corporelle

Le stress psychologique compte parmi les causes les plus fréquentes de dysfonctionnement sexuel. Le stress chronique, les humeurs dépressives, les angoisses, les réactions de deuil, les problèmes d'estime de soi et les conflits intrapsychiques peuvent entraîner une perte de désir, des troubles de l'érection, des troubles de l'orgasme ou des douleurs lors des rapports sexuels. Les troubles dits fonctionnels, pour lesquels aucune cause organique n'est décelable mais qui provoquent une souffrance massive, sont particulièrement fréquents.

La prévention psychosomatique vise à stabiliser l'autorégulation émotionnelle, à promouvoir une image corporelle positive et à réfléchir aux modèles relationnels internes. Des procédés basés sur la pleine conscience, des exercices d'imagination, la relaxation musculaire progressive, des formes d'expression créatives et la thérapie corporelle sensible aux traumatismes aident à accéder aux émotions refoulées, aux états de tension ou aux images négatives de soi. Le corps n'est pas perçu comme un adversaire, mais comme un partenaire dans le traitement des émotions.

Une psychothérapie préventive - par exemple lors de phases de vie éprouvantes telles qu'une séparation, une perte d'emploi, une maladie chronique ou une grossesse - peut également empêcher que les symptômes sexuels ne s'enracinent. Dans de nombreux cas, les troubles sexuels sont des indicateurs précoces d'épuisement psychique, de crises relationnelles ou de dissociation intrapsychique. S'ils sont détectés tôt, il est possible d'éviter une chronicisation à long terme.

10.3 Prévention en partenariat : communication, intimité et culture sexuelle

La dimension partenariale joue un rôle clé dans la prévention des dysfonctionnements sexuels. De nombreux problèmes apparaissent ou s'aggravent dans un contexte de manque de communication, d'aliénation émotionnelle, de conflits non exprimés ou de scénarios sexuels figés. Les mesures préventives doivent donc prendre en compte la dynamique relationnelle, sans pour autant encourager la culpabilisation.

Le conseil aux couples, le coaching sexuel ou les entretiens accompagnés pour redéfinir les valeurs, les désirs et les besoins communs offrent un espace de clarification. Il ne s'agit pas seulement de techniques sexuelles, mais d'une compréhension plus profonde de la proximité, de la possibilité de toucher, du désir, des attentes en matière de rôles et de la régulation des relations. La promotion d'une culture du dialogue, l'allègement de la pression de la performance, l'autorisation de la différence et la redécouverte d'une intimité ludique sont des facteurs de protection essentiels à la prévention.

Dans les partenariats à long terme, la sexualité peut perdre de sa spontanéité en raison de la routine, du manque de temps, des obligations parentales ou des restrictions de santé. Des rituels ciblés, une éducation sexuelle, des "temps de couple" réguliers ou l'apprentissage en commun de nouvelles formes de contact peuvent aider à maintenir le lien érotique vivant. Il est important que la sexualité soit perçue comme changeante et évolutive - non pas comme un état statique, mais comme un espace de création commun.

10.4 Prévention en matière d'éducation sexuelle : formation, langage, autodétermination

La base de toute médecine sexuelle préventive réside dans une éducation sexuelle bien fondée. L'éducation sexuelle ne se limite pas à l'école ou à la jeunesse, mais est un processus qui dure toute la vie et qui englobe le savoir, l'attitude, la réflexion et l'organisation des relations. Une prévention en matière d'éducation sexuelle ne transmet pas seulement des informations biologiques, mais encourage l'intelligence émotionnelle, le respect des limites, la capacité relationnelle, l'empathie et la compétence en matière de plaisir.

L'éducation sexuelle préventive comprend l'information sur le cycle de vie sexuel, les changements liés à la puberté, à la grossesse, à l'allaitement, à la ménopause et à la vieillesse, ainsi que sur la diversité sexuelle, les orientations et les identités de genre. Elle intègre l'éducation aux médias, la sexualité numérique, le sexting, la pornographie, le consensus et la critique de la masculinité toxique ou de la honte intériorisée.

Le langage joue un rôle central dans ce processus. De nombreuses personnes n'ont jamais appris à parler de leur sexualité, que ce soit de manière objective ou émotionnelle. La prévention doit donc ouvrir des espaces linguistiques : par des offres de conseil favorables à la sexualité, des discours publics, des formats de formation sans jugement de valeur et une reconnaissance de la dignité de toute expression sexuelle orientée vers le respect, le volontariat et l'autodétermination.

10.5 Prévention sociale : justice, participation et droits sexuels

Les dysfonctionnements sexuels ne sont pas seulement une souffrance individuelle, ils sont aussi l'expression d'inégalités structurelles. Les personnes handicapées, les personnes queer, les personnes âgées, les personnes issues de l'immigration ou les personnes en situation de pauvreté sont plus souvent confrontées à l'exclusion, à la stigmatisation, à l'invisibilité et au manque d'accès aux soins de santé sexuelle. Une médecine sexuelle préventive doit donc également prendre une dimension politique, socio-éthique et institutionnelle.

Dans ce contexte, la prévention signifie : des offres accessibles, des espaces conçus de manière inclusive, une recherche sensible au genre, un langage non discriminatoire, l'autonomisation des groupes marginalisés et des droits sexuels ancrés dans la loi. Il faut des hôpitaux favorables à la sexualité, des établissements d'éducation sexuelle, des formations spécialisées pour le personnel spécialisé et des services de conseil bénéficiant d'un financement public.

La sexualité doit également être abordée de manière préventive dans les soins, la rééducation, l'oncologie, la gériatrie et la psychiatrie. Là où les corps sont modifiés, blessés ou vécus comme réduits à l'état fonctionnel, il faut des espaces de réorientation, d'acceptation et d'intégration. La prévention n'est pas ici une prophylaxie au sens strict, mais une réappropriation de l'efficacité personnelle, de la dignité et du désir.

10.6 Prévention tout au long de la vie : continuité et évolution

La sexualité évolue tout au long de la vie. Une prévention efficace doit anticiper, accompagner et organiser ces changements. A l'adolescence, il s'agit d'exploration, de protection, de fixation de limites et d'estime de soi. Chez les jeunes adultes, il est question de partenariat, de contraception, d'identité sexuelle et de consensus. Au milieu de la vie, il s'agit de Gestion du stress, entretien des relations, charge familiale, changements hormonaux et routine sexuelle. Dans la vieillesse, autour des changements physiques, de la perte, du deuil, de la réorganisation du plaisir et du sens de la vie.

Les mesures préventives doivent tenir compte de ces phases - non pas par des programmes rigides, mais par des offres flexibles et adaptables individuellement. La sexualité n'est pas une norme, mais un processus. Une prévention favorable à la sexualité prend ce processus au sérieux, l'accompagne avec respect et curiosité - et crée les conditions dans lesquelles la sexualité peut être vécue à chaque phase de la vie comme une dimension puissante, fédératrice et porteuse de sens de l'existence humaine.

10.7 Bibliographie Chapitre 10

Brotto, L. A., Chivers, M. L., Millman, R. D., & Albert, A. Y. (2016). La sexothérapie basée sur la pleine conscience améliore le désir et l'éveil sexuels chez les femmes souffrant de troubles de l'intérêt/du désir sexuel. *Archives of Sexual Behavior, 45*(8), 1907-1921. https://doi.org/10.1007/s10508-015-0665-0

Burri, A., & Spector, T. (2011). Dysfonctionnement sexuel récent et à long terme dans un échantillon de population féminine britannique : prévalence et facteurs de risque. *Journal of Sexual Medicine, 8*(9), 2420-2430. https://doi.org/10.1111/j.1743-6109.2011.02341.x

Giami, A. (2022). Le défi de la promotion de la santé sexuelle. *Sexologies, 31*(1), e7-e12. https://doi.org/10.1016/j.sexol.2021.10.001

Graziottin, A. (2008). Prevenzione delle disfunzioni sessuali femminili : Un nuovo paradigma. *Journal of Sexology, 14*(3), 117-129.

Kismödi, E., Rubio-Aurioles, E., & Toskin, I. (2017). La santé sexuelle dans le cadre des soins de santé. *International Journal of Gynecology & Obstetrics, 136*(1), 3-6. https://doi.org/10.1002/ijgo.12029

Lehmiller, J. J., & Vrangalova, Z. (2020). La communication sexuelle en tant que composante clé de la santé sexuelle : le besoin d'un cadre culturellement inclusif.

Journal of Sex Research, 57(4), 440-455. https://doi.org/10.1080/00224499.2019.1707464

Mitchell, K. R., Wellings, K., Graham, C. A., & Erens, B. (2014). Prévalence et corrélations des difficultés sexuelles chez les hommes et les femmes : résultats de la troisième enquête nationale britannique sur les attitudes et les styles de vie sexuels (Natsal-3). *Journal of Sex Research, 51*(2), 131-145. https://doi.org/10.1080/00224499.2013.842934

Pérez-Stable, E. J., & Kaplan, R. M. (2018). Aborder la santé sexuelle dans les soins primaires. *JAMA, 320*(13), 1327-1328. https://doi.org/10.1001/jama.2018.12682

Rosen, R. C., & Althof, S. E. (2008). Impact de l'éjaculation précoce sur les couples : Quality of life, psychological distress, and sexual relationship. *Journal of Sexual Medicine, 5*(6), 1296-1307. https://doi.org/10.1111/j.1743-6109.2008.00825.x

Satcher, D. (2001). L'appel à l'action du chirurgien général pour promouvoir la santé sexuelle et un comportement sexuel responsable. *American Journal of Health Education, 32*(6), 356-368. https://doi.org/10.1080/19325037.2001.10603494

Bureau régional de l'OMS pour l'Europe. (2016). *Normes pour l'éducation à la sexualité en Europe : un cadre pour les décideurs politiques, les autorités éducatives et sanitaires et les spécialistes*. Cologne : Centre fédéral pour l'éducation à la santé (BZgA). Retrieved from https://www.bzga-whocc.de

Woodsong, C., Shedlin, M., & Koo, H. P. (2004). Le corps "naturel", Dieu et l'utilisation de la contraception dans le sud-est des Etats-Unis. *Culture, santé et sexualité, 6*(1), 61-78. https://doi.org/10.1080/13691050310001643030

11. Dysfonctionnements sexuels dans des situations particulières

Les dysfonctionnements sexuels ne surviennent pas dans le vide. Au contraire, ils s'inscrivent souvent dans des situations de vie complexes et très différentes d'un individu à l'autre, caractérisées par des changements physiques, des crises psychiques, des changements dans le couple ou des pressions sociales. Dans certaines phases de la vie ou dans des circonstances biographiques particulières, la sexualité peut subir des changements fondamentaux, que ce soit en raison de modifications hormonales, de maladies, de restrictions physiques, d'expériences marquantes ou de l'exclusion sociale.

Dans ces situations de vie particulières, la vulnérabilité de la fonction sexuelle est accrue - non seulement par des facteurs biologiques, mais surtout par l'interaction d'influences psychiques, sociales, culturelles et structurelles. Ces situations exigent une approche thérapeutique particulièrement sensible, axée sur les ressources et inclusive, qui respecte les besoins individuels, supprime les barrières existantes et ouvre de nouveaux espaces pour une sexualité autodéterminée et épanouie.

11.1 La sexualité des personnes âgées

Le processus de vieillissement entraîne des changements physiques, hormonaux et psychosociaux qui ont des répercussions sur la fonction sexuelle, l'image de soi sexuelle et le couple. La diminution de la testostérone et des œstrogènes, l'altération des muqueuses, la réduction du volume des vaisseaux et de la conductivité nerveuse sont des phénomènes physiologiques typiques qui accompagnent ce processus. Ceux-ci peuvent entraîner une diminution de la lubrification, des phases d'excitation prolongées, des troubles de l'érection ou des difficultés à atteindre l'orgasme.

A cela s'ajoutent des facteurs psychosociaux tels que la perte du partenaire, les maladies, la solitude, les changements de rôle à la retraite ou les conditions de soins institutionnelles, qui peuvent influencer la sexualité. De nombreuses personnes âgées ressentent une aliénation de leur propre corps, éprouvent de la honte ou pensent que la sexualité n'a "plus sa place" avec l'âge. Ces normes d'âge intériorisées agissent comme des interdits invisibles et conduisent souvent à réprimer ou à ignorer les besoins sexuels.

Parallèlement, de nombreuses personnes âgées rapportent que leur sexualité est plus profonde, plus tendre, plus communicative et plus axée sur les relations que dans les phases précédentes de leur vie. La sexualité est vécue de manière moins centrée sur la performance ou la pénétration, mais de plus en plus comme une proximité émotionnelle, un contact et une intimité vécue. Le travail thérapeutique dans cette phase de la vie nécessite donc de lever les tabous sur la sexualité liée à l'âge, d'encourager l'acceptation de soi, d'établir un diagnostic sexologique compétent et, surtout, de respecter la réalité de la vie sexuelle des personnes âgées.

11.2 Sexualité en cas de maladie chronique et de handicap physique

Les maladies chroniques telles que le diabète, les maladies cardiovasculaires, la sclérose en plaques, la maladie de Parkinson, les douleurs chroniques, les cancers ou les maladies rhumatismales ont souvent un impact direct sur la fonction sexuelle. Les causes sont par exemple les lésions nerveuses, les déséquilibres hormonaux, l'insuffisance vasculaire, les douleurs, l'épuisement ou les effets secondaires des médicaments. En outre, l'expérience de la maladie modifie fondamentalement l'image de soi, la perception du corps et la conception du rôle du partenaire.

Les personnes souffrant d'un handicap physique ou cognitif sont en outre souvent confrontées à des obstacles structurels : manque d'accessibilité, absence d'offres de médecine sexuelle, stigmatisation, attitudes sexophobes dans le système d'aide ou flou juridique dans le domaine de l'assistance sexuelle. Souvent, leur sexualité est niée ou pathologisée. Pourtant , des études montrent que les personnes handicapées ont les mêmes besoins de proximité, de plaisir, d'intimité et de relation que les personnes non handicapées - mais qu'elles sont nettement moins souvent aidées dans ces domaines.

Une approche thérapeutique ne doit donc pas seulement tenir compte des aspects fonctionnels, mais ouvrir des voies créatives, globales et relationnelles. Cela implique de travailler avec les ressources individuelles, d'aborder honnêtement les pertes, de promouvoir des formes alternatives de sexualité, d'intégrer des moyens auxiliaires, des thérapies centrées sur le corps et d'impliquer les partenaires. La dimension politique est tout aussi nécessaire : l'information, l'autodétermination sexuelle et l'égalité d'accès au conseil et à la thérapie doivent également être assurées pour les personnes handicapées.

11.3 Sexualité après un traumatisme, un abus ou une violence

Les dysfonctionnements sexuels consécutifs à des violences sexuelles font partie des manifestations les plus complexes et les plus profondes des dysfonctionnements psychogènes. Ils touchent tous les niveaux de l'expérience sexuelle : de la perception du corps comme "étranger" ou "impur" à l'incapacité à éprouver du plaisir, en passant par la douleur, la peur, la dissociation ou l'évitement complet de toute intimité. Des symptômes dépressifs, des réactions de stress post-traumatique, des troubles du sommeil ou des comportements d'automutilation accompagnent souvent cette situation.

Il est particulièrement problématique que de nombreuses personnes concernées ne fassent pas le lien entre leur symptôme sexuel et le traumatisme vécu - en particulier lorsque la violence a eu lieu dans la petite enfance, dans la famille ou par une personne proche. Le symptôme sexuel est alors vécu comme un problème isolé, ce qui favorise la chronicisation et renforce les sentiments de honte.

Dans le travail thérapeutique, le rétablissement de la sécurité, de l'efficacité personnelle et des limites corporelles est au premier plan. Un traitement sexothérapeutique ne doit jamais être confrontant ou axé sur la performance, mais doit respecter le rythme des personnes concernées, dépathologiser les symptômes et valoriser le droit à la non-sexualité tout comme la redécouverte du plaisir. Les méthodes orientées sur le corps comme le Somatic Experiencing, le yoga sensible aux traumatismes, la pleine conscience, la thérapie intégrative des traumatismes et l'information psychoéducative sur les réactions sexuelles aux traumatismes sont des éléments centraux de ce processus.

11.4 La sexualité dans les transitions reproductives

Les phases de transition en matière de reproduction, telles que la grossesse, l'accouchement, le post-partum, l'allaitement, le traitement du désir d'enfant ou l'entrée dans la ménopause, posent des exigences élevées au corps et au psychisme. Les changements hormonaux, les modifications physiques, les bouleversements sociaux, les interventions médicales et les charges émotionnelles ont souvent un impact direct sur le vécu sexuel.

Pendant la grossesse, la libido varie fortement d'une personne à l'autre. Certaines ressentent un désir sexuel accru, d'autres font état d'angoisses, d'aversions ou de troubles physiques. Après l'accouchement, la régression hormonale, l'épuisement, le stress relationnel, les incertitudes quant au rôle de parent et les éventuels traumatismes liés à l'accouchement jouent un rôle décisif. Le post-partum, en particulier, est une phase pendant laquelle la sexualité passe souvent au second plan - ce qui ne doit toutefois pas être considéré comme un trouble, mais comme une réaction d'adaptation naturelle.

Chez les couples dont le désir d'enfant n'est pas satisfait, on assiste souvent à une fonctionnalisation de la sexualité. Les rapports sexuels perdent leur spontanéité, sont adaptés aux cycles d'ovulation et sont associés à l'espoir, à la déception et à la pression médicale. Cela peut entraîner une perte de plaisir, un épuisement sexuel ou des conflits.

Un accompagnement préventif et thérapeutique dans ces phases devrait prendre en compte de manière égale les dimensions physiques, émotionnelles et partenariales. Il est important de faire comprendre que les besoins sexuels peuvent évoluer - et que la sexualité mérite aussi de l'espace, de l'attention et de l'affection dans ces transitions.

11.5 La sexualité dans les conditions de l'exclusion sociale

Les déterminants sociaux tels que la pauvreté, la migration, la fuite, le chômage, l'absence de domicile fixe ou les conditions de logement précaires constituent des risques considérables pour la santé sexuelle. Les personnes vivant dans de telles situations font souvent l'expérience d'un manque d'accès à l'éducation, d'espaces d'intimité protégés, d'un risque accru de violences sexuelles, d'un manque de soins médicaux et d'un niveau de honte ou de méfiance fortement accru vis-à-vis des institutions.

Dans ces cas, le dysfonctionnement sexuel n'est souvent pas la cause, mais l'expression d'un profond déracinement structurel. La sexualité n'est alors pas vécue comme un espace de plaisir, de lien ou d'identité, mais comme une source de douleur, d'impuissance ou d'exclusion. Les approches thérapeutiques requièrent ici non seulement des compétences psychosexuelles, mais aussi un accompagnement sensible à la culture, aux traumatismes et à la migration, des soins à bas seuil, un langage attentif et une coopération interdisciplinaire avec le travail social, le droit, la médecine et l'éducation.

L'objectif doit être de rendre les soins sexuels accessibles à tous - indépendamment du statut de séjour, du revenu, du niveau d'éducation ou du domicile. La santé sexuelle est un droit humain - et celui-ci doit également être réalisé dans la pratique thérapeutique.

10.6 Bibliographie Chapitre 11

Althof, S. E., McMahon, C. G., Waldinger, M. D., Serefoglu, E. C., Shindel, A. W., Adaikan, G., ... & Rowland, D. L. (2014). An update of the International Society of Sexual Medicine's guidelines for the diagnosis and treatment of premature ejaculation. *Journal of Sexual Medicine, 11*(6), 1392-1422. https://doi.org/10.1111/jsm.12504

Basson, R., & Brotto, L. A. (2003). Psychophysiologie sexuelle et effets des conditions médicales et des médicaments. *Principles and Practice of Sex Therapy*, 3, 115-144.

Brotto, L. A. (2017). Evidence-based treatments for low sexual desire in women. *Journal of Sex Research, 54*(4-5), 509-523. https://doi.org/10.1080/00224499.2016.1276880

Byers, E. S., & Rehman, U. S. (2014). Le bien-être sexuel. In D. Tolman & L. M. Diamond (Eds.), *APA Handbook of Sexuality and Psychology* (Vol. 1, pp. 317-337). Washington, DC : American Psychological Association. https://doi.org/10.1037/14193-011

East, L. J., Jackson, D., O'Brien, L., & Peters, K. (2011). Disrupted relationships : Postnatal depression and the mother-infant relationship. *International Journal of Mental Health Nursing, 16*(1), 28-35. https://doi.org/10.1111/j.1447-0349.2007.00433.x

Fileborn, B., Thorpe, R., Hawkes, G., Minichiello, V., & Pitts, M. (2015). Sexe, désir et plaisir : Considérer les expériences des femmes australiennes âgées. *Sexual and Relationship Therapy, 30*(1), 117-130. https://doi.org/10.1080/14681994.2014.936722

McCabe, M. P., & Taleporos, G. (2003). Estime sexuelle, satisfaction sexuelle et comportement sexuel chez les personnes souffrant d'un handicap physique. *Archives of Sexual Behavior, 32*(4), 359-369. https://doi.org/10.1023/A:1024047100251

Mitchell, K. R., Jones, K. G., Wellings, K., Johnson, A. M., Graham, C. A., Datta, J., & Mercer, C. H. (2016). Qu'est-ce qui détermine les attitudes envers le sexe et les relations à l'adolescence ? Evidence from the third National Survey of Sexual Attitudes and Lifestyles. *Journal of*

Adolescence, 53, 133-144. https://doi.org/10.1016/j.adolescence.2016.10.003

Murray, S. H., & Milhausen, R. R. (2012). Désir sexuel et durée de la relation chez les jeunes hommes et les jeunes femmes. *Journal of Sex & Marital Therapy, 38*(1), 28-40. https://doi.org/10.1080/0092623X.2011.569636

Schröder, J., Schulte-Markwort, M., & Brähler, E. (2013). Dysfonctionnements sexuels en Allemagne : résultats d'une enquête représentative. *Psychothérapie, psychosomatique, psychologie médicale, 63*(8), 322-328. https://doi.org/10.1055/s-0032-1323772

Tiefer, L. (2008). Dysfonctionnement sexuel féminin : une étude de cas sur le montage de la maladie et la résistance des activistes. *PLoS Medicine, 5*(4), e78. https://doi.org/10.1371/journal.pmed.0050078

Zitzmann, M., & Nieschlag, E. (2010). Déficience en testostérone : une condition commune et méconnue chez les hommes vieillissants. *The Aging Male, 13*(3), 161-167. https://doi.org/10.3109/13685538.2010.489933

12. Coopération interdisciplinaire dans le traitement des dysfonctionnements sexuels

Les dysfonctionnements sexuels ne sont pas des défauts organiques isolés ou des troubles purement psychologiques. Ce sont plutôt des phénomènes complexes et multidimensionnels qui se développent à l'interface de la biologie, de la psychologie, de la relation, de l'image corporelle, de l'identité sociale et du contexte culturel. Cette complexité exige une approche résolument interdisciplinaire, qui va bien au-delà de la séparation classique entre médecine et psychothérapie. La gestion réussie des troubles sexuels exige une interaction structurée, empathique et coordonnée entre différentes disciplines - tant au niveau diagnostique que thérapeutique.

Dans la pratique, la collaboration interdisciplinaire ne signifie pas seulement que différents groupes professionnels travaillent "côte à côte", mais qu'ils intègrent leurs perspectives dans une compréhension commune du traitement, centrée sur le patient. Cette compréhension est basée sur le partage des responsabilités, une communication ouverte, des processus de décision transparents et le respect mutuel. Ce n'est qu'ainsi qu'une amélioration durable de la qualité de vie sexuelle peut être atteinte - une amélioration qui ne réside pas uniquement dans le traitement des symptômes, mais dans le renforcement global de l'autonomie sexuelle, de la corporalité, de l'intimité et de la capacité relationnelle.

12.1 Bases d'une prise en charge intégrée en matière de sexualité

Les soins de santé sexuelle sont par définition interdisciplinaires. La sexualité n'est pas la fonction d'un seul organe, mais l'expression d'une interaction complexe entre des processus neuroendocriniens, des dynamiques psychiques, des interactions sociales et des attributions culturelles. En conséquence, les troubles sexuels ne peuvent pas non plus être "résolus" uniquement par une intervention médicale ou psychothérapeutique, mais nécessitent une collaboration structurée entre différentes perspectives.

Une prise en charge intégrée en matière de sexologie commence par une anamnèse différenciée qui englobe à la fois les aspects somatiques, psychiques, partenariaux et sociaux. Elle se poursuit par la collaboration entre la médecine générale, la gynécologie, l'urologie, l'andrologie, l'endocrinologie, la psychosomatique, la psychothérapie, la sexothérapie, la physiothérapie, les soins, le travail social et, le cas échéant, la pédagogie, la médecine légale ou l'éthique. Il convient d'inclure aussi bien les services ambulatoires que les services hospitaliers, les services de prévention que les services de rééducation.

L'attitude des personnes concernées est essentielle : la sexualité n'est pas considérée comme un sujet marginal, mais comme un élément essentiel de la santé et de la qualité de vie humaines. La volonté de penser au-delà des frontières professionnelles, de communiquer ouvertement et de partager les responsabilités est la base de tout soin interdisciplinaire qui fonctionne.

12.2 Rôles médicaux, psychologiques et de thérapie corporelle dans l'équipe de traitement

Le diagnostic, la clarification des causes somatiques et, le cas échéant, les stratégies de traitement médicamenteux ou chirurgicaux sont au cœur de la perspective médicale. Les urologues et les andrologues prennent en charge, entre , les patients souffrant de dysfonctionnement érectile, de carence hormonale ou de troubles éjaculatoires. Les gynécologues traitent, entre autres, les troubles de la libido d'origine hormonale, les douleurs lors des rapports sexuels, les troubles post-ménopausiques et l'atrophie vaginale. Les endocrinologues analysent les déséquilibres hormonaux qui peuvent entraîner des troubles sexuels, par exemple en cas de dysfonctionnement de la thyroïde, de diabète ou d'hypogonadisme. Les causes internes, neurologiques ou cardiologiques font également partie intégrante de l'approche médicale.

La perspective psychologique et psychothérapeutique apporte en revanche des connaissances plus approfondies sur les conditions individuelles, spécifiques aux relations et à l'histoire de vie des symptômes sexuels. Elle va du traitement cognitivo-comportemental de la pression de la performance ou de l'anxiété sexuelle aux interventions psychologiques profondes, traumatologiques ou systémiques en cas de schémas consolidés depuis de nombreuses années. Les thérapeutes ne se contentent pas d'analyser la fonction du symptôme, mais proposent des pistes pour redécouvrir le désir sexuel, surmonter le mutisme et permettre une communication intime.

Les méthodes de thérapie corporelle - par exemple la thérapie du plancher pelvien, la thérapie par le mouvement somatique, le biofeedback ou la pleine conscience centrée sur le corps - placent l'expérience sensorielle et corporelle au centre. Elles permettent un nouvel accès au plaisir, au toucher, aux limites du corps et à la perception de soi - en particulier lorsque les méthodes verbales atteignent leurs limites. Ces méthodes peuvent être des éléments centraux du concept de traitement, en particulier chez les patients souffrant de douleurs chroniques, de dissociation, de traumatismes sexuels ou de troubles de l'image corporelle.

12.3 Education sexuelle, soins et accompagnement psychosocial

Outre les professionnels de la médecine et de la psychothérapie, les professions de l'éducation sexuelle et du psychosocial jouent également un rôle important dans le traitement interdisciplinaire. Les éducateurs sexuels informent sur la diversité sexuelle, le consensus, l'organisation des relations, la pornographie, la perception de soi et les droits de protection. Ils travaillent surtout de manière préventive, renforcent l'auto-efficacité sexuelle et encouragent une communication ouverte et non jugeante. Leurs connaissances sont indispensables, surtout auprès des jeunes, des personnes handicapées mentales, dans les écoles, les institutions ou auprès des personnes issues de l'immigration.

Le personnel soignant des institutions résidentielles est souvent le premier interlocuteur pour les questions relatives à l'intimité, à la corporalité ou aux besoins sexuels en cas de maladie, de handicap ou de vieillesse. Leur rôle est particulièrement important dans les environnements gériatriques, palliatifs ou psychiatriques, où la sexualité est souvent taboue. Grâce à la formation et à la collaboration interprofessionnelle, ils peuvent contribuer à protéger la dignité et l'autodétermination des personnes concernées, y compris dans des domaines sensibles tels que les soins corporels, la proximité et l'intimité.

Les assistantes sociales, les conseillers des pairs, les groupes d'entraide et les proches complètent le réseau professionnel par un soutien proche du quotidien, émotionnel et ancré dans la vie réelle. Ils aident à nommer les barrières, à identifier les lacunes en matière de soins et à initier des processus participatifs dans lesquels les personnes concernées ne se contentent pas de recevoir passivement, mais prennent une part active.

12.4 Communication, coordination des cas et structure institutionnelle

La collaboration interdisciplinaire nécessite des structures claires : des voies de communication définies, une documentation harmonisée, des discussions de cas régulières, une supervision collégiale et des espaces de réflexion éthique. C'est précisément dans un domaine comme la sexualité, qui est lié à une forte charge émotionnelle, à une sensibilité culturelle et à une vulnérabilité individuelle, qu'il faut un cadre sûr qui garantisse la discrétion, la confiance et la transparence.

La coordination de cas complexes - par exemple en cas de troubles multiples, de comorbidités psychiques, de maladie chronique ou de problèmes de couple - nécessite une gestion claire des cas, dans laquelle un interlocuteur central (formé par exemple à la médecine sexuelle ou à la psychothérapie) réunit les différentes perspectives. Une documentation numérique, des conférences de cas communes, des objectifs thérapeutiques harmonisés et des transitions flexibles entre les settings ambulatoire et hospitalier soutiennent ce processus.

Sur le plan institutionnel, les formes de traitement interdisciplinaires doivent également être garanties sur le plan structurel : par des ressources financières, des équipes interprofessionnelles, des services ambulatoires de médecine sexuelle, des offres de formation continue, des lignes directrices et une assurance qualité. Sans un ancrage institutionnel, L'interdisciplinarité reste souvent un idéal sans force d'application pratique.

12.5 Attitudes éthiques fondamentales et principe de responsabilité partagée

La santé sexuelle d'une personne concerne les domaines les plus profonds de son identité, de ses liens sociaux et de sa perception de soi physique et psychique. La collaboration interdisciplinaire doit donc être non seulement compétente, mais aussi éthiquement réfléchie, consciente du pouvoir et participative. Il s'agit de prendre au sérieux la personne concernée en tant qu'experte d'elle-même, de respecter ses interprétations, de tenir compte de ses souhaits et de l'impliquer activement dans la planification de la thérapie.

Le principe de la responsabilité partagée ne signifie pas seulement que les professionnels apportent leurs contributions respectives, mais qu'ils assument ensemble la responsabilité - pour une approche de la sexualité exempte de pathologisation, de normalisation ou d'interventions paternalistes.

Dans une équipe qui réussit, la compétence professionnelle se complète d'une attention humaine, d'une ouverture réflexive et d'une équité structurelle.

La médecine sexuelle interdisciplinaire est plus que la somme de ses parties. Elle est l'expression d'une attitude dans laquelle la sexualité est comprise comme l'expression profondément humaine de la relation, de la sensualité, de la vulnérabilité et de l'autonomie - et dans laquelle les professionnels travaillent ensemble pour que cette dimension dans la vie puisse non seulement être préservée, mais vécue.

12.6 Bibliographie Chapitre 12

lthof, S. E., McCabe, M. P., & McMahon, C. G. (2016). An update on psychological interventions for sexual dysfunctions. *Journal of Sexual Medicine, 13*(3), 307-322. https://doi.org/10.1016/j.jsxm.2015.12.023

Bancroft, J. (2009). *La sexualité humaine et ses problèmes* (3e éd.). Edinburgh : Churchill Livingstone.

Bitzer, J., & Giraldi, A. (2017). Médecine sexuelle : combler le fossé entre les approches médicales et psychosociales. *Journal of Psychosomatic Research, 100*, 1-3. https://doi.org/10.1016/j.jpsychores.2017.07.003

Byers, E. S., & Rehman, U. S. (2014). Le bien-être sexuel. In D. Tolman & L. M. Diamond (Eds.), *APA Handbook of Sexuality and Psychology* (Vol. 1, pp. 317-337). Washington, DC : American Psychological Association. https://doi.org/10.1037/14193-011

Fugl-Meyer, K. S. (2007). Santé sexuelle - un nouvel axe de la médecine. *Scandinavian Journal of Caring Sciences, 21*(3), 210-215. https://doi.org/10.1111/j.1471-6712.2007.00465.x

Heiman, J. R., & LoPiccolo, J. (2004). Becoming orgasmic : A sexual and personal growth program for women (rev. ed.). New York : Simon & Schuster.

Katz, A., & Dizon, D. S. (2016). La sexualité après le cancer : un modèle de rétablissement sexuel. *Journal of Clinical Oncology, 34*(5), 516-522. https://doi.org/10.1200/JCO.2015.64.9015

McCarthy, B., & Wald, L. M. (2015). *Sexual Awareness : Your Guide to Healthy Couple Sexuality* (5e éd.). New York : Routledge.

Mulhall, J. P., & Bella, A. J. (2021). Sexual medicine as a model for multidisciplinary and interprofessional care. *Sexual Medicine Reviews, 9*(4), 540-549. https://doi.org/10.1016/j.sxmr.2021.06.002

Pattison, S., & Edgar, A. (2016). *Integrity and the Health Professions : Medicine, Nursing and the Ethics of Care*. Londres : Routledge.

Shindel, A. W., & Parish, S. J. (2013). L'éducation à la sexualité dans les écoles de médecine : progrès et obstacles. *Current Sexual Health Reports, 5*(2), 86-90. https://doi.org/10.1007/s11930-013-0025-2

Tiefer, L. (2014). Au-delà du modèle médical des problèmes sexuels des femmes : une campagne pour résister à la pharmaceuticalisation de la sexualité. *PLOS Medicine, 11*(9), e1001740. https://doi.org/10.1371/journal.pmed.1001740

Association mondiale pour la santé sexuelle. (2015). *Déclaration des droits sexuels*. Retrieved from https://www.worldsexology.org

13. Dimensions sociales et culturelles des dysfonctionnements sexuels

La sexualité n'est pas seulement un phénomène biologique ou psychologique. Elle est également toujours codée culturellement, régulée socialement et marquée par l'histoire. Ce qui est considéré comme une sexualité "normale" est soumis à des récits collectifs, à des interprétations morales, à des prescriptions religieuses, à des représentations médiatiques et à des rapports de force politiques. Dans ce cadre culturel se développent des scripts sexuels individuels - c'est-à-dire des représentations intériorisées de ce que doit être la sexualité : qui, quand, comment, avec qui et avec quelle fonction elle doit être vécue. Ces scripts ne sont pas librement choisis, mais transmis par des processus de socialisation, structurés par le langage et contrôlés par les attentes sociales.

Dans ce contexte, les dysfonctionnements sexuels ne doivent pas seulement être compris comme une déviance médicale, mais aussi comme l'expression d'impositions sociales. Ils reflètent les tensions entre les besoins individuels et les normes imposées par la collectivité, entre le plaisir et la performance, entre le désir et l'obéissance. En ce sens, chaque trouble est également un symptôme de la réalité sociale - une expression des contradictions qui se condensent dans le corps, le psychisme et la relation. Une analyse approfondie des troubles sexuels doit donc toujours inclure une réflexion sur les conditions culturelles et sociales dans lesquelles ils apparaissent et se maintiennent.

13.1 Scripts culturels et normes sexuelles

Dans chaque société, il existe des idées dominantes sur ce qui est considéré comme la "bonne" sexualité. Ces idées concernent la fréquence, la durée, la technique, la répartition des rôles, l'orientation, le choix du partenaire, l'âge, la forme corporelle et le but des actes sexuels. Quiconque s'écarte de ces normes - que ce soit par un manque de désir, des désirs non normatifs, des limitations physiques ou des formes de relations alternatives - est rapidement confronté à la stigmatisation, à la pathologisation ou à l'exclusion.

Les scripts sexospécifiques sont particulièrement efficaces : Les hommes doivent faire preuve d'initiative sexuelle, être performants, excitables à tout moment et orientés vers l'orgasme ; les femmes doivent être désirables, réceptives, adaptables et investies émotionnellement. Ces attributions normatives marquent l'image de soi, la communication et le comportement - et il n'est pas rare que les écarts soient perçus comme des échecs personnels. De nombreux troubles sexuels ne résultent donc pas d'un déficit individuel, mais de l'impossibilité de répondre durablement aux attentes fixées par la culture.

Le travail thérapeutique avec les dysfonctions sexuelles nécessite donc un examen critique des scripts intériorisés. La question n'est pas seulement : "Qu'est-ce qui ne fonctionne pas ?", mais : "Qu'est-ce qu'on attendait de moi - et est-ce que je veux vraiment le vivre ?" En apprenant à remettre en question leurs scripts sexuels, à formuler leurs propres désirs et à se libérer de la pression normative, la possibilité d'une sexualité plus plaisante, plus individuelle et autodéterminée apparaît.

13.2 Images médiatiques, pornographie et sexualité numérique

Dans une société de plus en plus numérisée, les univers d'images de la sexualité ont radicalement changé. La pornographie, les médias sociaux, les applications de rencontre, la culture des influenceurs et les recommandations algorithmiques structurent non seulement l'imagination sexuelle, mais aussi l'image de soi et la conception des relations. La disponibilité permanente de contenus sexuels, la comparaison avec des corps mis en scène et la gamification de l'intimité font que de nombreuses personnes sont soumises à une pression d'attente accrue, tant en ce qui concerne leur propre désir que leur "performance".

Aujourd'hui, les jeunes en particulier grandissent avec une offre médiatique permanente qui met en scène la sexualité comme une représentation perfectionnée. Le propre corps apparaît alors par contraste comme insuffisant, le propre désir comme faux, la propre pratique comme insuffisante. Il en résulte une perte de désir, une peur de l'échec, une distance par rapport à son propre corps ou un retrait des rencontres réelles.

En même temps, les espaces numériques offrent aussi de nouvelles possibilités : pour l'éducation sexuelle, pour l'éducation communautaire, pour les orientations marginalisées, pour l'inspiration visuelle et pour les discussions protégées sur les désirs. Dans la pratique de la sexothérapie, il est donc décisif de ne pas diaboliser les cultures sexuelles numériques, mais de les considérer de manière différenciée : Quel rôle jouent-elles dans la vie des personnes concernées ? Quelles images ont été adoptées, lesquelles n'ont jamais été remises en question, lesquelles peuvent être lâchées ?

13.3 Religion, morale et culpabilité sexuelle

Dans de nombreux contextes culturels, la sexualité n'est pas seulement régie par des normes, elle est aussi chargée de morale. Les enseignements religieux, les valeurs traditionnelles et les tabous culturels transmettent souvent des messages ambivalents : la sexualité est d'une part sacrée et fondatrice de l'identité, d'autre part dangereuse, honteuse ou coupable. Dans de tels contextes, les femmes, les personnes queer ou celles dont le projet de vie n'est pas monogame sont particulièrement vulnérables aux troubles sexuels - par exemple sous la forme d'un sentiment de culpabilité, de la peur du contrôle, d'un détachement intérieur ou d'un évitement.

Les dysfonctionnements sexuels apparaissent ici souvent comme une réaction psychosomatique à des désirs illicites, comme la "punition" d'une violation de la norme intérieure ou comme la formation d'un compromis entre son propre désir et la loyauté familiale et sociale. De nombreuses personnes concernées ne peuvent pas ressentir de plaisir sans se sentir coupables, ne peuvent pas vivre un orgasme sans se justifier ou ne peuvent pas avoir de relation sans se remettre en question.

Sur le plan thérapeutique, cela signifie : La sexualité doit à nouveau être libérée du discours moral. Non pas dans le sens d'une perte de valeurs, mais dans le sens d'une autonomisation. Les personnes doivent être encouragées à développer leur propre éthique, à harmoniser leurs besoins avec leur attitude spirituelle et à intégrer la sexualité comme une partie affirmative de leur vie - sans détermination étrangère, mais aussi sans arbitraire.

13.4 Inégalité sociale et barrières structurelles

La santé sexuelle est étroitement liée à la participation sociale, à la sécurité économique, à l'éducation et à l'accès aux soins. Les personnes en situation de précarité, atteintes de maladies chroniques, handicapées, issues de l'immigration ou de communautés marginalisées rencontrent plus souvent des obstacles lorsqu'il s'agit d'accéder à une aide en matière de sexualité. Ils ont plus rarement les ressources pour parler de leur sexualité, y réfléchir ou utiliser offres thérapeutiques. Parallèlement, elles sont plus souvent victimes d'exclusion sexuelle, de discrimination ou de violence.

Dans de tels contextes, les dysfonctionnements sexuels ne sont pas seulement une souffrance individuelle, mais aussi l'expression d'une inégalité structurelle. La thérapie ne doit pas ignorer ces circonstances, mais les intégrer activement - par exemple par un langage sensible à la culture, des accès à faible barrière, des offres à bas seuil, des stratégies d'empowerment et une analyse intersectionnelle. La question "Qu'est-ce qui perturbe votre sexualité ?" doit être complétée ici par : "Qu'est-ce qui vous a empêché de vivre votre sexualité - et qui en a décidé ainsi" ?

13.5 Diversité culturelle dans la thérapie et la recherche

Une pratique sexothérapeutique sensible à la culture implique de ne pas partir de normes universelles, mais de prendre au sérieux la diversité des formes d'expression, des relations, des valeurs et des identités sexuelles. Les personnes issues de contextes culturels différents apportent avec elles des représentations différentes du corps, de l'intimité, du sexe, de la répartition des rôles et du désir. Ces représentations ne sont pas déficitaires, mais légitimes - tant qu'elles sont basées sur le volontariat, le respect et le consensus.

Les thérapeutes doivent donc se confronter en permanence à leurs propres empreintes culturelles, à leurs hypothèses normatives et à leurs évaluations inconscientes. Ils ne doivent pas essayer de "s'adapter", mais de "comprendre". La culture n'est pas statique, mais dynamique. Elle n'est pas fixée ethniquement, mais ancrée dans la biographie. Et elle n'est pas neutre, mais structurée par des rapports de force.

Une telle attitude permet également de repenser la recherche : loin des questionnaires normatifs et des modèles standardisés, on passe à des approches qualitatives, proches du vécu, participatives et sensibles au contexte. Ce n'est qu'ainsi que les connaissances sur les dysfonctionnements sexuels pourront être élargies - et ce dans le sens d'une sexologie inclusive, équitable et pluraliste.

13.6 Bibliographie Chapitre 13

Attwood, F. (2011). A travers le verre qui regarde ? Sexual agency and subjectification online. *Communication Review, 14*(3), 197-214.
https://doi.org/10.1080/10714421.2011.597240

Braun, V., & Tiefer, L. (2010). La 'nouvelle' sexothérapie : les récits culturels et l'imagination thérapeutique. *Journal of Sex Research, 47*(2), 104-117. https://doi.org/10.1080/00224490903402538

Diamond, L. M., & Tolman, D. L. (2012). Le genre, la sexualité et le soi : le personnel est politique. Dans L. M. Diamond & D. L. Tolman (Eds.), *APA Handbook of Sexuality and Psychology* (Vol. 1, pp. 149-190). Washington, DC : American Psychological Association. https://doi.org/10.1037/13793-006

Fahs, B. (2014). "Freedom to" et "freedom from" : une nouvelle vision pour la politique sexo-positive. *Sexualities, 17*(3), 267-290. https://doi.org/10.1177/1363460714524808

García, L., & Fields, J. (2017). Sexualité et justice sociale : vers une santé sexuelle intersectionnelle. *American Journal of Sexuality Education, 12*(3), 201-207. https://doi.org/10.1080/15546128.2017.1342191

Hooks, B. (2000). *All About Love : New Visions*. New York : William Morrow.

Kimmel, M. (2008). *Guyland : The perilous world where boys become men (Le monde périlleux où les garçons deviennent des hommes)*. New York : Harper.

McClelland, S. I. (2010). Justice intime : une analyse critique de la satisfaction sexuelle. *Social and Personality*

Psychology Compass, 4(9), 663-680.
https://doi.org/10.1111/j.1751-9004.2010.00293.x

Nagel, J. (2003). *Race, ethnicité et sexualité : intersections intimes, frontières interdites.* Oxford : Oxford University Press.

Rinehart, N. J., & McCabe, M. P. (1998). Cross-cultural perspectives on female sexuality. *Archives of Sexual Behavior, 27*(2), 109-129.
https://doi.org/10.1023/A:1018620426742

Rubin, G. (1984). Penser le sexe : Notes pour une théorie radicale de la politique de la sexualité. In C. S. Vance (Ed.), *Pleasure and Danger : Exploring Female Sexuality* (pp. 267-319). Boston : Routledge & Kegan Paul.

Tiefer, L. (2001). Un nouveau regard sur les problèmes sexuels des femmes : pourquoi nouveau ? Pourquoi maintenant ? *Journal of Sex & Marital Therapy, 27*(2), 103-114.
https://doi.org/10.1080/00926230152035831

Tolman, D. L. (2002). *Dilemmas of Desire : Teenage Girls Talk About Sexuality.* Cambridge, MA : Harvard University Press.

Bureau régional de l'OMS pour l'Europe. (2010). *Normes pour l'éducation sexuelle en Europe : un cadre pour les décideurs politiques, les autorités éducatives et sanitaires et les spécialistes.* Cologne : Centre fédéral pour l'éducation à la santé (BZgA). Retrieved from https://www.bzga-whocc.de

14. Aspects juridiques et questions éthiques dans le contexte des dysfonctionnements sexuels

L'étude des dysfonctionnements sexuels ne touche pas seulement à la médecine et à la thérapie, mais aussi à des questions juridiques et éthiques profondes. La sexualité est un domaine de la vie hautement personnel, protégé par la loi, mais également réglementé par la morale. Celui qui travaille dans le domaine de la sexothérapie évolue dans un champ de tensions entre l'autodétermination et le devoir d'assistance, entre l'information et la protection, entre la sphère intime et la délimitation professionnelle des frontières.

D'un point de vue juridique, les dysfonctionnements sexuels ne constituent pas une catégorie juridique à part entière. Pourtant, de nombreuses normes issues du droit civil, pénal, professionnel, de l'information, du droit social et de la protection des données concernent directement les conditions dans lesquelles le conseil et la thérapie sexuels peuvent avoir lieu. Sur le plan éthique, la question se pose de savoir comment les thérapeutes gèrent le pouvoir, la proximité, la différence culturelle et la protection des groupes particulièrement vulnérables. La prise de conscience de ces dimensions est une condition préalable à une pratique responsable, réfléchie et conforme au droit en matière de médecine sexuelle et de sexothérapie.

14.1 Consentement éclairé

Dans le contexte médical et psychothérapeutique, le consentement éclairé constitue le principe juridique central. Tout traitement - y compris toute forme de diagnostic ou de thérapie sexologique - requiert le consentement volontaire, éclairé et compréhensible de la personne concernée. Cela vaut aussi bien pour les examens physiques, les traitements hormonaux, les interventions psychothérapeutiques que pour le travail relationnel ou la thérapie corporelle.

Des exigences particulières s'appliquent aux mineurs, aux personnes souffrant de troubles cognitifs ou dont la capacité juridique est limitée. Dans ce cas, l'information, le consentement et la codécision doivent être donnés de manière adaptée à l'âge et à la compréhension, le cas échéant avec la participation des titulaires de l'autorité parentale ou des représentants légaux. Le consentement en matière de sexualité est toujours une limite : il protège aussi bien la personne concernée des abus que le professionnel de santé de l'insécurité juridique. La documentation, la transparence et la communication par le dialogue sont ici des instruments essentiels pour une pratique juridiquement sûre.

14.2 Secret professionnel, protection des données et de l'intimité

Les informations sexuelles font partie des données les plus sensibles. Leur transmission est soumise au secret médical ou psychothérapeutique et aux dispositions de la loi sur la protection des données. Cela ne concerne pas seulement le contenu des thérapies, mais aussi les diagnostics, les médicaments, les images, les valeurs de laboratoire, les enregistrements et la communication électronique. Une violation du secret professionnel - qu'elle soit intentionnelle, due à une négligence ou à une sauvegarde insuffisante des données - peut avoir des conséquences pénales et engager la responsabilité de l'auteur.

Parallèlement, la protection de la sphère intime exige une sensibilité particulière dans le traitement des examens physiques, des contenus documentés ou de la collaboration interdisciplinaire. Toute forme de discussion de cas, de supervision ou de collaboration avec des tiers nécessite un consentement - en particulier lorsque la sexualité est explicitement abordée. Dans les établissements hospitaliers, dans les soins ou dans le quotidien clinique, il faut également créer des espaces où les thèmes sexuels peuvent être abordés de manière discrète, confidentielle et protégée.

14.3 Sexualité et droit pénal

Un autre domaine sensible concerne les interfaces entre la sexualité et le droit pénal. Dans le traitement des dysfonctionnements sexuels, il peut arriver que des expériences de violence, des violations des limites ou des abus soient révélés. Dans de tels cas, les thérapeutes ne sont pas seulement confrontés à une souffrance psychique, mais aussi à des faits juridiquement pertinents - par exemple en cas de protection de l'enfance, de violence domestique, de contrainte sexuelle ou d'actes sexuels non consentis.

Dans ce contexte, le secret professionnel prime dans un premier temps - sauf s'il existe une situation de danger aigu ou une obligation de dénonciation justifiée par la loi. Les thérapeutes devraient être familiarisés avec les dispositions nationales respectives et faire appel à une supervision, à un conseil collégial ou à une expertise juridique dans les cas les plus éprouvants. Il est important de noter que la tâche thérapeutique ne consiste pas en une évaluation juridique, mais en un accompagnement du vécu - à moins que des intérêts concrets de protection de tiers ne soient au premier plan.

14.4 Éthique professionnelle et limites professionnelles

L'approche thérapeutique de la sexualité requiert une vigilance éthique particulière. La frontière entre la proximité professionnelle et l'implication privée peut être particulièrement stimulante dans les settings de sexothérapie. Les thèmes physiques, l'intimité, le toucher ou les processus non verbaux peuvent intensifier les transferts et contre-transferts émotionnels. Une attitude professionnelle implique donc la régulation consciente de ses propres réactions, la réflexion sur les rapports de force inégaux et la délimitation claire des besoins privés.

Le code de conduite pour les professionnels de la psychologie, de la médecine ou de la thérapie exclut toute forme de relation sexuelle ou érotique avec les patients actuels ou anciens, même après la fin de la thérapie. Il en va de même pour les suggestions, l'effacement des limites ou les messages peu clairs. La relation thérapeutique n'est pas un espace symétrique, mais un setting professionnel avec des structures de responsabilité claires. Préserver son intégrité est une obligation éthique et juridique.

14.5 Sensibilité culturelle et non-discrimination

Un principe éthique central dans le traitement des dysfonctionnements sexuels est l'égalité de traitement de toutes les personnes - indépendamment de leur sexe, de leur orientation sexuelle, de leur origine, de leur religion, de leur handicap, de leur âge ou de leur mode de vie. Les thérapeutes sont tenus de travailler sans discrimination, de manière sensible à la culture et orientée vers les ressources. Cela implique non seulement de ne pas porter de jugement, mais aussi de promouvoir activement un dialogue ouvert, respectueux et protégé.

Les normes sexuelles, les valeurs religieuses, les attentes en matière de rôles familiaux ou les différences linguistiques ne doivent pas être pathologisées, mais comprises dans le sens d'un diagnostic sensible à la culture. Parallèlement, les droits humains fondamentaux - comme le droit à l'autodétermination physique et sexuelle - ne doivent pas être relativisés. L'attitude thérapeutique se situe ici dans un champ de tensions entre respect et mission de protection, entre acceptation et réflexion critique.

14.6 Recherche en médecine sexuelle et éthique

La recherche en médecine sexuelle est également soumise à des conditions cadres éthiques. Les études sur les dysfonctionnements sexuels doivent répondre aux critères de volontariat, d'anonymat, de minimisation des risques, de transparence et d'orientation vers les bénéfices. Les projets de recherche qui impliquent des questions intimes, des réactions physiques, des stimuli visuels ou des scénarios interactifs sont particulièrement sensibles. Dans ce cas, une évaluation éthique par des comités d'éthique indépendants est impérative.

La recherche sur les groupes vulnérables - par exemple les mineurs, les personnes handicapées, les victimes de violence ou les personnes incapables de donner leur consentement - est soumise à des dispositions de protection particulières. Des normes éthiques et de protection des données doivent également être respectées dans le traitement des données numériques, des systèmes d'intelligence artificielle ou des applications de réalité virtuelle. L'intégrité sexuelle des participants doit être respectée à tout moment - non seulement sur le plan juridique, mais aussi sur le plan moral à chaque étape du processus de recherche.

14.7 Bibliographie Chapitre 14

Beauchamp, T. L., & Childress, J. F. (2019). *Principes d'éthique biomédicale* (8e éd.). New York : Oxford University Press.

Biller-Andorno, N., & Vollmann, J. (2016). L'éthique dans la médecine sexuelle. In M. E. Beutel, K. Loewit, & A. Dekker (Eds.), *Sexualmedizin : Grundlagen und Praxis* (pp. 751-761). Berlin: Springer. https://doi.org/10.1007/978-3-662-46968-7_65

Association britannique pour la santé sexuelle et le VIH. (2019). *Normes pour la prise en charge des infections sexuellement transmissibles.* Retrieved from https://www.bashh.org

Conseil d'éthique allemand. (2013). *Autodétermination et soins - Critères de la capacité à consentir chez les personnes atteintes de démence.* Berlin : Conseil d'éthique allemand.

Fédération européenne de sexologie. (2020). *Lignes directrices pour l'éthique en sexologie*. Retrieved from https://www.europeansexology.com

Fischer, M., & Wältermann, G. (2018). *Droit médical : un manuel pour les études et la pratique* (4e éd.). Munich : C.H. Beck.

Kaplan, R. M., & Satterfield, J. M. (2011). L'éthique dans les soins centrés sur le patient. *Journal of Health Psychology, 16*(3), 373-384. https://doi.org/10.1177/1359105310383161

Levine, S. B. (2017). Réflexions sur le rôle du clinicien avec les patients qui ont des intérêts sexuels atypiques. *Archives of Sexual Behavior, 46*, 233-236. https://doi.org/10.1007/s10508-016-0834-1

McCarthy, B., & Wald, L. M. (2013). Ethics and boundaries in sex therapy (Ethique et limites en sexothérapie). *Sexual and Relationship Therapy, 28*(3), 267-274. https://doi.org/10.1080/14681994.2013.807893

Pope, K. S., & Vasquez, M. J. T. (2016). *Ethics in Psychotherapy and Counseling : A Practical Guide* (5th ed.). Hoboken, NJ : John Wiley & Sons.

Schneewind, K. A., & Schultz-Venrath, U. (Eds.). (2020). *Psychothérapie et droit : bases, pratique, perspectives*. Stuttgart : Kohlhammer.

Tiefer, L. (2004). *Sex is not a natural act and other essays* (2nd ed.). Boulder, CO : Westview Press.

Organisation mondiale de la santé. (2010). *Développer les programmes de santé sexuelle : un cadre pour l'action.* Genève : OMS Press. Retrieved from https://www.who.int/reproductivehealth

15. Perspectives - La sexualité dans une société en mutation

La sexualité est en constante évolution sur le plan culturel, technologique, médical et social. La manière dont les gens ressentent, vivent, réfléchissent et font traiter leur sexualité n'est pas statique, mais marquée par des discours collectifs, des déplacements de normes sociales, des innovations médicales, des évolutions mondiales et des bouleversements numériques. Au milieu de ces transformations, les concepts de santé sexuelle et de dysfonctionnement sexuel sont eux aussi confrontés à de nouveaux défis et opportunités.

La visibilité croissante de la diversité sexuelle, la relativisation des rôles traditionnels des sexes, la levée des tabous sur de nombreux thèmes sexuels et l'émergence de nouveaux espaces de communication offrent aujourd'hui aux personnes plus de possibilités que jamais d'organiser leur sexualité de manière autonome et plurielle. Mais en même temps, l'insécurité augmente : qu'est-ce qui est considéré comme "normal" ? Qu'est-ce qui est trop ou pas assez ? Quand la différence sexuelle est-elle un trouble - et quand est-elle l'expression d'un choix de vie individuel ? Ces questions se posent avec de plus en plus d'acuité, tant au niveau individuel que professionnel.

15.1 Décloisonnement et fragmentation de l'identité sexuelle

Dans une société de plus en plus post-traditionnelle, la sexualité perd sa place fixe d'autrefois au sein du mariage, de la reproduction ou des modèles de relations fixes. La diversité des orientations sexuelles, des identités et des formes de relations est de plus en plus reconnue, non seulement sur le plan juridique, mais aussi dans la perception du public. Le polyamour, l'asexualité, les identités de genre non binaires ou les projets de vie queer sont l'expression de cette ouverture sociale.

Parallèlement, de nombreuses personnes vivent leur sexualité comme fragmentée ou diffuse. Au milieu d'un choix croissant, une nouvelle forme de désorientation apparaît également : quel est mon désir ? Comment définissons-nous la relation ? Qu'est-ce qui fait le bonheur sexuel ? Ces questions peuvent conduire à une pression intérieure, à des doutes sur soi-même ou à une dévalorisation de son propre vécu - précisément lorsque les récits sociaux posent la performance, l'attractivité et l'épanouissement sexuel comme critères normatifs.

Sur le plan thérapeutique, cela signifie que le regard doit se déplacer des catégories normatives vers les espaces de signification individuels. La sexualité est de plus en plus considérée comme un processus fluide - comme quelque chose qui évolue au cours de la vie, qui doit être renégocié et qui doit toujours être trouvé de manière subjective. Cette ouverture est à la fois une chance et un défi.

15.2 Numérisation, technicisation et nouveaux rapports corporels

La numérisation a profondément modifié le cadre des rencontres et de la communication sexuelles. Les plateformes virtuelles, les applications de rencontre, les sex-toys, les chatbots contrôlés par l'IA, la réalité virtuelle et les formats numériques de thérapie sexuelle créent de nouveaux espaces de plaisir, d'interaction et d'exploration de soi. En même temps, ils posent de nouvelles questions à la pratique thérapeutique : comment la sexualité numérique influence-t-elle la sexualité réelle ? Comment l'expérience corporelle change-t-elle dans des conditions numériques ? Comment l'intimité est-elle redéfinie ?

Le corps devient de plus en plus un projet : optimisable, représentable, modifiable. La chirurgie esthétique, les procédés de réassignation sexuelle, l'automédication hormonale ou les systèmes de soutien biomécaniques marquent un nouveau rapport à son propre corps. Les frontières entre le "naturel" et le "construit", entre la biologie et la technologie, deviennent plus floues - même dans la sexualité.

Dans la pratique de la sexothérapie, cela exige une grande disposition à la réflexion. Il ne faut ni pathologiser trop vite de nouvelles pratiques corporelles ni les approuver sans esprit critique. Il faut plutôt se concentrer sur le vécu individuel, le contexte et la signification subjective : Quel est l'effet d'une mesure - et comment modifie-t-elle le rapport sexuel à soi-même ?

15.3 Influences mondiales et pluralité culturelle

La migration, la mondialisation, les conditions de vie hybrides et les biographies transculturelles font que les personnes sont aujourd'hui confrontées simultanément à des normes sexuelles, des traditions et des systèmes de valeurs différents. Ils rassemblent des empreintes issues de cultures religieuses, familiales, nationales et numériques - souvent sans orientation claire.

Cette pluralité culturelle ouvre de nouvelles perspectives sur la sexualité, mais entraîne également des conflits : entre les liens collectifs et l'autonomie individuelle, entre la honte et la visibilité, entre le tabou et l'autonomisation. Les offres thérapeutiques doivent se repositionner dans ce champ de tensions : s'éloigner d'une compréhension universelle des normes pour adopter une approche sensible à la culture, basée sur le dialogue et la déconstruction.

A l'avenir, il sera nécessaire d'orienter davantage les concepts de médecine sexuelle et de sexothérapie sur les expériences transculturelles, de professionnaliser la communication interculturelle et de mener des recherches en tenant compte des perspectives non occidentales.

15.4 Prévention, éducation et responsabilité politique

La promotion de la santé sexuelle et la prévention des dysfonctionnements sexuels ne commencent pas seulement dans la salle de thérapie, mais dans la société. Une éducation sexuelle précoce, globale et spécifique aux différentes phases de la vie, une information complète, des soins de santé favorables à la sexualité, des offres de conseil inclusives et une culture médiatique déstigmatisante sont les éléments centraux d'une politique sexuelle promouvant la santé.

Les groupes vulnérables en particulier - par exemple les personnes handicapées, les jeunes queer, les personnes atteintes de maladies chroniques ou les personnes en situation de pauvreté - ont besoin d'un soutien ciblé, d'une participation et d'une promotion structurelle. Une société qui prend la santé sexuelle au sérieux doit investir dans la prévention : dans les établissements d'enseignement, dans le système de santé, dans les réseaux sociaux et dans les institutions politiques.

La formation professionnelle des médecins, des thérapeutes, des soignants et des pédagogues doit également considérer la sexualité comme une partie intégrante de la santé humaine - non pas comme un thème spécialisé, mais comme une compétence transversale. Ce n'est qu'ainsi qu'une culture de la reconnaissance, du respect et de la diversité pourra se développer à long terme.

15.5 Perspectives d'avenir : Une médecine sexuelle pluraliste et réflexive

L'avenir de la médecine et de la thérapie sexuelles ne réside pas dans l'uniformisation, mais dans la pluralisation. Il réside dans la volonté de ne pas considérer la sexualité comme une fonction statique, mais comme un champ d'expression dynamique de l'existence humaine - plein d'ambivalences, de ruptures, de contrastes et de possibilités de développement.

Une médecine sexuelle réflexive reconnaît que tout ce qui ne fonctionne pas n'est pas perturbé - et que tout ce qui semble conforme à la norme n'est pas forcément sain. Elle ne pose pas seulement des questions sur les symptômes, mais aussi sur le contexte, la biographie, la signification et la relation. Elle renonce aux diagnostics hâtifs, permet d'utiliser de nouveaux langages, encourage l'efficacité personnelle et respecte l'inachevé.

La sexualité restera à l'avenir un thème central de l'expérience humaine - entre le corps et l'esprit, entre la relation et l'autonomie, entre le désir et la vulnérabilité. La tâche de la pratique sexothérapeutique consiste à maintenir cet espace ouvert - contre la pathologisation, contre la normalisation, pour la diversité, pour la liberté, pour la dignité.

15.6 Bibliographie Chapitre 15

Attwood, F., Hakim, J., & Gill, R. (Eds.). (2018). *Mediated Intimacy : Sex Advice in Media Culture*. Cambridge : Polity Press.

Bauman, Z. (2003). *Liquid Love : On the Frailty of Human Bonds*. Cambridge : Polity Press.

Brotto, L. A., & Smith, K. B. (2021). Le bien-être sexuel à l'ère du numérique : Conceptualiser la santé sexuelle avec la technologie. *Journal of Sex Research, 58*(3), 335-349. https://doi.org/10.1080/00224499.2020.1800089

Döring, N. (2014). Utilisation des médias sexuels et sexualité à l'ère du numérique. *Bundeszentrale für gesundheitliche Aufklärung (BZgA), Forschung und Praxis der Sexualaufklärung und Familienplanung, 41*(1), 28-37.

Foucault, M. (1978). *The History of Sexuality, Volume I : An Introduction* (R. Hurley, Trans.). New York : Pantheon Books.

Giami, A. (2015). Sexual health : The emergence, development, and diversity of a concept. *Annual Review of Sex Research, 52*(1), 256-271. https://doi.org/10.1080/00224499.2014.1003024

Giddens, A. (1992). *The Transformation of Intimacy : Sexuality, Love and Eroticism in Modern Societies*. Stanford : Stanford University Press.

Hasinoff, A. A. (2015). *Sexting Panic : Rethinking Criminalization, Privacy, and Consent*. Urbana : University of Illinois Press.

Kascak, O., & Pupala, B. (2020). The digitalization of intimacy : Changing dynamics in sex and relations. *Sexuality & Culture, 24*(6), 2123-2138. https://doi.org/10.1007/s12119-020-09769-5

McKee, A., Albury, K., & Lumby, C. (2010). Le rapport sur le porno. *Sexuality & Culture, 14*(1), 1-6. https://doi.org/10.1007/s12119-009-9050-8

Rubin, G. (1984). Penser le sexe : Notes pour une théorie radicale de la politique de la sexualité. Dans C. Vance (Ed.), *Pleasure and Danger : Exploring Female Sexuality* (pp. 267-319). Boston : Routledge.

Spector, H. (2017). La sexualité postmoderne et le tournant thérapeutique : l'éthique dans une culture du consentement. *Sexualities, 20*(1-2), 23-38. https://doi.org/10.1177/1363460716643214

Tiefer, L. (2014). Au-delà du modèle médical des problèmes sexuels : la nouvelle campagne d'opinion. Dans M. Mikulincer & P. R. Shaver (Eds.), *APA Handbook of Personality and Social Psychology : Volume 3. Interpersonal Relations* (pp. 431-453). Washington, DC : American Psychological Association.

UNESCO. (2018). *Guide technique international sur l'éducation sexuelle : une approche fondée sur des données probantes* (Vol. 1 & 2). Paris : UNESCO Publishing. Retrieved from https://www.unesco.org

Remarque finale

Ce livre est consacré à la tentative de présenter dans toute sa complexité un sujet à la fois complexe, souvent tabou et profondément existentiel : les dysfonctionnements sexuels. Il ne s'agit pas seulement d'analyser un trouble médical, mais d'ouvrir un espace d'expérience culturel, historique, social, psychodynamique et éthique qui montre à quel point la sexualité est étroitement liée à l'identité, à la santé, au langage, à la relation et au pouvoir.

Les différents chapitres de cet ouvrage introduisent les dimensions les plus diverses : de la recherche biologique fondamentale aux nouveaux développements thérapeutiques à l'ère du numérique, en passant par les stratégies psychothérapeutiques, les structures normatives de la société et le cadre juridique. L'intention centrale n'était pas de formuler des solutions dogmatiques, mais d'ouvrir des perspectives - pour les professionnels, pour les personnes concernées, pour les chercheurs et pour les personnes intéressées par la société.

Les dysfonctionnements sexuels ne sont pas un phénomène marginal. Ils touchent à la question de savoir comment nous nous percevons nous-mêmes et les autres, comment nous créons la proximité, comment nous gérons la vulnérabilité, comment nous vivons nos corps et comment nous nous orientons dans une société en pleine mutation. Ils soulèvent la question fondamentale de savoir comment la sexualité peut être appréhendée et vécue dans le champ de tension entre le naturel et la construction, la liberté et la responsabilité, le plaisir et la peur.

Dans ce sens, ce livre ne se veut pas un compendium définitif, mais une invitation : à une réflexion différenciée, à une collaboration interdisciplinaire, à un développement thérapeutique et à un débat de société. Il plaide pour une attitude favorable à la sexualité, qui ne minimise ni ne pathologise, qui ne normalise pas mais comprend, qui ne réduit pas mais relie.

Puisse cet ouvrage contribuer à ce que la sexualité soit à nouveau reconnue pour ce qu'elle peut être dans son meilleur sens : une expression vivante de la relation, un miroir de la réalité intérieure, une source de plaisir, un lieu de guérison - et un droit qui demande à être défendu avec dignité, liberté et connaissance.